研修医のための
人生ライフ向上塾！

鈴木 瞬 <small>豊後荘病院精神科、SNC産業医事務所代表</small>

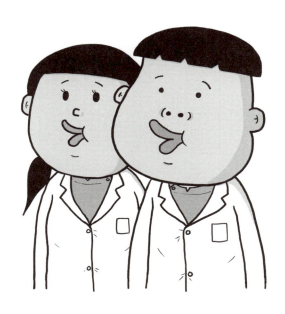

日経メディカル

はじめに

　悩める研修医の皆さん、そして春から研修医になる医学生の皆さんこんにちは！人生ライフ向上塾の塾長をしております、鈴木瞬と申します。これから１カ月間、一緒に頑張っていきましょうね！

　本書は、**「読むことそのものが、ストレス対処となる」**という、これまでにない画期的なメンタル本です。読み進めるだけで「脱力」「リラックス」「笑いや怒りなど、感情表現の回復」効果が得られます。気になる研修医や、会話が続かない同僚などとの会話のきっかけにも最適なので、ネットワーク形成効果もあるんですな。ザ・有能！実用性あふれすぎい！

同僚と盛り上がる会話例

「見て見て、この本、ホントひっでーわｗ」
「うわぁ…あの**糞コラム**、マジで書籍化したのかよ！頭おかしすぎだろ……」
「この人のキャリア、ガチで詰んだだろｗｗｗｗ」

　……え、何？
「この本、お前が言うほど面白くないよ」
「すべってるよ！」
「人生とライフって、もろかぶりじゃん」
「アマゾンレビューに星１つ付けるわ」

って？う〜ん……。

……もしかして、最近疲れてませんか？

あ〜あ、完全に疲れ切ってますね。私は心配です。一度、本書を閉じて、休息を取りましょう。疲れて心のエネルギーが落ちると、認知が歪んでしまいますからね。

え？「元気いっぱいで読んでるけど、内容がクソ！つまらない！」って？う〜ん、困ったな（笑）**だ〜いぶ認知が固い**ですね〜。大丈夫ですよ。そのときの対処法も準備しています。

> **本書が期待はずれだと思ったときの対処法**
> 1）本書を捨てる
> 2）以下に気持ちを切り替えて、本書と筆者を忘れる
> 　A　カーネギーの『道は開ける』を読む
> 　B　リチャード・カールソンの『小さいことにくよくよするな！』を読む
> 　C　ミスチルの、なんか元気が出る曲を聞く

困ったら速攻で本を捨てて、「終わりなき旅」とか、「足音〜 Be Strong」でも聞いて、散歩でもしてきてくださいな！そうするとな

んか、**大したことしてなくても大した気になって、元気が出ます。**
元気が出てから、もう一度本書を買えばいいのです。焦らないで、ね。

　間違えても、アマゾンレビューに星1つでレビューしないことをお勧めします。星1つでレビューするということは、「私はこの本と筆者に強い興味を持ちました！そして、感情を動かされました！」というメタメッセージになりますからね（震え声）。

　マザー・テレサか誰かも言ってましたよね、「愛の反対は憎しみでなく無関心だ」と。もし憎悪したのであれば、**「無関心アピール」「え？読んでないしそんなヤツ知らないけどアピール」**が大事！

　それでは、本塾開講です！

リピートアフターミー！

◎ 筆者はとにかくアマゾンレビューが怖い！
◎ あと、ミスチルファンに怒られるのが怖い！

目次 Contents

はじめに ……………………………………………………………… 003

第1講　研修生活、基本のキ編

1日目　家は寝るために帰るところです!!! …………………………… 012

2日目　研修初日にすべきたった1つのこと ……………………… 018

3日目　ごめん、俺今ハッピーだった？デスク周りのせいだわー ………… 022

4日目　4月のこじらせを乗り切る5箇条！ ……………………… 026

5日目　バカにされてもそこそこ元気！適応力のABC ……………… 032

6日目　ゆるくおっくう……もしかして、五月病かも？ …………… 038

7日目　五月病を乗り切るための3DS-D！ ……………………… 044

8日目　EBM？なにそれおいしいの？うちの上司はFBM！ ……… 050

補講コラム①　頑張るほどつらくなるのはなぜ？ ………………………… 058

第2講　対人コミュニケーション編

9日目　看護師さんってナンなんだ！？ …………………………… 060
　　　　（看護師対応入門編）

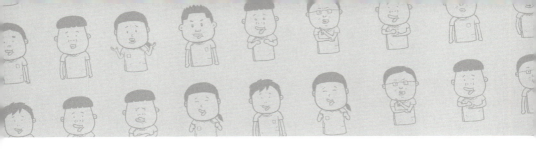

10 日目	看護師さんと仲良く働くための3ポイント！……………………068
	（看護師対応実践編）
11 日目	ガチでバトったときの3S！……………………………………078
	（看護師対応トラブルシューティング編）
12 日目	クラッシャー上級医って、パワハラでしょ？……………………088
	（問題のある上級医対応入門編）
13 日目	真面目ちゃん研修医が上司に壊される！……………………096
	（問題のある上級医対応現場編）
14 日目	「絶対にすべらないお伺い」3原則！……………………………104
	（問題のある上級医対応実践編①）
15 日目	クラッシャーに悩んだときの5原則！……………………………110
	（問題のある上級医対応実践編②）
16 日目	上司の愚痴・悪口ガイドライン……………………………………120
17 日目	仕事のストレスを減らす！先輩とのかかわり5箇条……………128

補講コラム ❷ 筆者、愚痴らなくなった!?……………………………………136

研修医のための　人生ライフ向上塾！　　007

目 次 Contents

第3講　仕事論編

- **18日目** デキレジの前に、ちゃんと働くフツレジになれ！ ……………… 138
- **19日目** もしかしてあなたも？ 困ったデキレジモドキ ……………… 146
- **20日目** ようやく慣れたと思ったら、次の科ローテかよ！ ……………… 152
- **21日目** 興味ない科のローテで研修の価値が決まる！ ……………… 160
- **22日目** 真面目ちゃんが燃え尽きるとき ……………… 170
- **23日目** 燃え尽きる前に、やるべきことは1つ！ ……………… 178
- **24日目** こんな時代をハッピーに生きるためのベタな答え ……………… 182

補講コラム ❸　20代は「ものさし」をつくる時期 ……………… 189

座談会　**匿名研修医座談会** ……………… 190
初期研修のホントと今どき研修医のホンネ

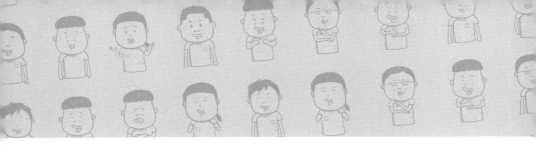

第4講 これからのキャリア編

- ㉕日目 若いうちに一度は"大都会"でもまれるべし……………………206
- ㉖日目 ガイアが俺に「もっと働け」とささやいている……………………212
- ㉗日目 人間関係はゆるくいこう！……………………218
- ㉘日目 日々の研修に割くパワーは80％でいい……………………226

対談 柏木秀行×鈴木 瞬……………………238
新時代を燃え尽きずに働いていくために

おわりに……………………258

第 1 講

研修生活、基本のキ編

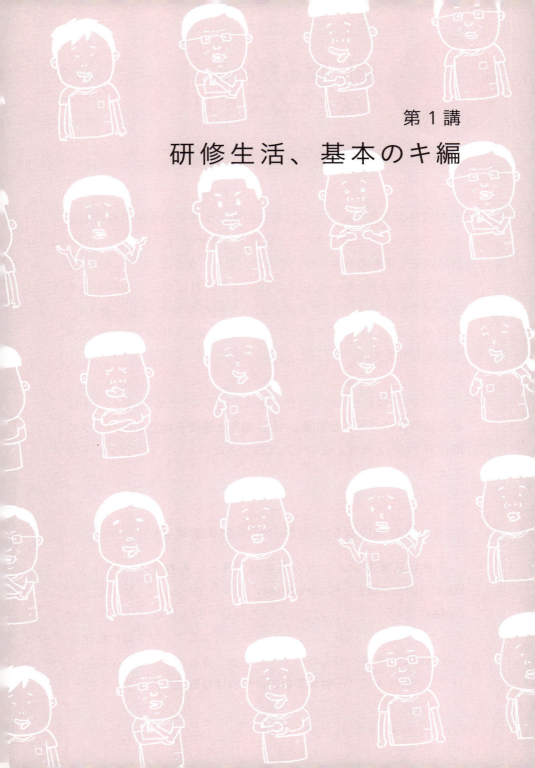

1日目 家は寝るために帰るところです！！！

　新研修医の皆さん、こんにちは！人生ライフ向上塾のお時間がやってまいりました。さて、1日目となる今回は、新生活の準備、特に自宅と通勤の準備についてお話ししましょう！

　新生活の準備、整っていますか？え？4月になってから準備するって？いやいや、いざ4月に入って研修が始まってしまうと、毎日があっという間に過ぎてしまい、生活用品を準備する暇も気力もなくなります。

　ここでは、今のうちにしっかりそろえてもらいたいアイテム、**(1) 寝心地の良いベッドと布団**、**(2) 愛着と機能を両立したバッグ**の選び方を紹介します。これだって、立派なストレスマネジメントですよ。いやホント。

(1) 寝心地の良いベッド、布団を準備せよ！

　ストレスマネジメントの基本は **3R** といわれます。3R とは、**Rest**（休息や睡眠）、**Recreation**（レクリエーション、趣味など）、**Relax**（リラックス）のこと。でも実際、超多忙な研修生活が始まると、レクリエーションとかリラックスなんて、学生時代に比べて圧倒的にできなくなるわけですよ！となると、どこで日々のストレスを発散するか？**一番大事なのはやっぱり睡眠**なんです。

となると、「低反発」だとか、「羽毛」だとか、寝具の質にこだわりたくなるところ。でも、私がそれ以上に重要視しているのは、「**ベッドのサイズ**」です。

　皆さん、これからは指導医、看護師さんなど、周りのキビキビした人々の顔色をうかがって、ビクビク生きていくんですよ？その身体の緊張たるや、ハンパないです。カゴの中で身動き取れないネズミになったかのようなストレスです。

　ですから、家に帰って寝るときぐらい、自由に寝返りを打ちまくって大暴れしましょうよ。家ではあなたが院長です。教授です。ベッドはあなたの忠実なシモベなんです。少し奮発してでも、**大きいサイズのベッドを買いましょう。**

　えっ？そうすると部屋が狭くなって、気になるあの人が呼べなくなる？大丈夫ですよ。そんなことは年に1回あるかないか。睡眠は毎日のことでしょう？どっちが大事か、分かりますよね！

　う〜ん、どうやらまだ分かっていないようですね。

まだ学生気分が抜けていないあなた、さあ、3回復唱しましょう！

リピートアフターミー!

> ◎ 家は寝るために帰るところです！
> ◎ 家は寝るために帰るところです！！
> ◎ 家は寝るために帰るところです！！！

はい、よくできました。

さて、選ぶ際の注意点も1つ。堅さ、柔らかさなどは個人の相性がありますから、必ず店舗で寝心地を確認してから購入しましょう。高いから良いとは限りませんよ。

（2）愛着と機能を両立したバッグで毎日ときめけ！

さて、通勤中の小さなストレスを減らす上で大事なのが、バッグ選びです。
以下にチェックポイントを挙げます。

A）愛着が持てるデザインか

これが一番大事な要素です。愛着が持てないと、どんなに機能的でも結局使わなくなってしまいます。店で手に取り、「お？これは！」と思える直感とときめきを大事にしてください。

B）機能性は高いか

「ハレの日」に使うものであれば、愛着あるオシャレなバッグで

構いません。しかし、普段使うものであれば機能性にもこだわりたいところです。

　あまりに重いもの、ポケットや小物入れが少ないもの、撥水性に乏しいもの、肩ベルトが食い込んでしまうものなど、デザインに問題があるものは避けましょう。タブレットやノートパソコンは入りますか？ 1泊2日くらいの出張でも使えますか？

　電車通勤になる方には、両手が空くリュック型や、リュックにもなる2WAYタイプをお勧めします。両手が空くとスキマ時間が活用しやすくなりますからね。

C）フォーマルなシーンにも応用できるか
　仕事も終わり、帰宅しようと思ったら、偉い先生からお食事の招待が！ いやいや、意外とあるんですよ、これ。これまで入ったこともないような高級レストランで、一流ウエイターが慣れた口調であなたにこう言います。「お鞄はこちらへどうぞ」。

　その時あなたは気づかされるのです。**あなたが大好きで、かつ機能的なSP○LDINGのバッグが、あまりに場違いであることを！**

　高級バッグである必要はありませんが、病院外のビジネスシーンやフォーマルな場にも対応できるデザインや色をお勧めしますよ。

色違いも1つ買っておこう
　バッグは1つではなく、2つ購入しておくのをお勧めします。バッグは意外と突然ダメになってしまうものです。その時に生じる、「**明**

日からお気に入りのバッグを使えない！」という**ガッカリ感は意外と大きい**ものですよ。急いでお店に行ってみたら、自分のバッグは型番が変わり廃番になっていたなんてことも……。そのために、先にもう１つ購入しておきましょう。

　できれば色違いを買うことをお勧めします。同じバッグを２つ買うのは抵抗が大きいですが、色違いであれば、自分の心に対して「そ、その日の気分によって私は使い分けるんだから（震え声）」と言い訳できますよね。実際に使い分けるのも楽しいかもしれません。

　また、同色を買ってしまうと、どうしても普段使っている方の経年劣化が目立ってしまい、愛着が薄れてしまうことも。人間の欲望って、ホント果てしないですよね……。

　さあ、新生活準備できましたか？

リピートアフターミー！

◎ ストレスマネジメントの基本は睡眠！
　 とにかく大きいベッドを買おう！

◎ 通勤中の小さなストレスを減らすために、
　 バッグ選びも大事！ キーワードはときめき、
　 機能性、フォーマル、２つ買い！

　はい、おつかれさまでした。

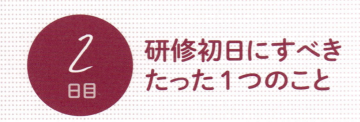

2日目 研修初日にすべきたった1つのこと

　新研修医の皆さん、こんにちは！毎度おなじみ人生ライフ向上塾のお時間がやってまいりました。2日目は、研修初日にぜひ皆さんに意識していただきたいことを、1つだけご紹介します。

　たった1つだけでいいんです。
　ですから、この1つだけは！絶対に実践してほしい！

　それは何かといえば、**「初仕事の後、同期で夜ご飯 or 飲みに行ってほしい」**ということなんですよ。できれば、3人以上で！

　8割くらいの皆さんは、「えっ？それだけ？」って思ったかもしれません。そういう人は、以下は読まなくていいですよ。

　僕が心配なのはねえ、残り2割のあなたですよ、あなた！！

　これまで、**「クールでとっつきにくいけど、美人で高嶺の花キャラ」**を演じてたあなた！今さら自分から、「ね、今日みんなで飲みに行こ♪」なんて言えないでしょう！？

　医学部キャンパス外の友人に囲まれ、**「医学部の連中つまんねー」**と斜に構えた学生生活を送ってきた、刺激的で魅力的な君！同業者

と「とりとめもなく、変化のない日常トーク」をだらだらする準備はできていますか！？

　自分から集団の輪に加わったり、みんなと同じ歩調で動くことそのものに抵抗がある、「**ちょっとアウトローな一匹オオカミを気取ることで小さな自尊心を保っているだけ**」の、**昔の私**みたいなあなた！ 医学部は試験が通りさえすればOKですが、研修は一匹オオカミではやっていけないんですよ！！
　早く、そのボードレール詩集『悪の華』をしまいなさいな！

　学生時代はマイペースでもOKです。でも今日からは、頼むから流されてくれ！！ さあ、ここからは実際に研修初日終了後をシミュレーションしましょうか。
　恐らくは、ちょっと仕切るのが得意な明るい同期の発案で、

同期「じゃあ、軽く飲みにでもいく？」

って流れになるでしょう？
　そこで、

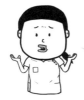

あなた「ごめん、私、ちょっと予定あるから（大嘘）」

　……これなんですよ。これホントやめて！いいから！あなたのその謎の小さなプライドを守るためのエイプリルフール、いらないか

ら！！

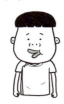

君「今日、宅配便くるんだよね～」

何で今日よ！配達業者さんには悪いけど、日程ずらして！！

2割の皆さん、この日だけはお高くとまらず、怖がらずに同期でご飯食べましょうよ。

あなたの健康のためにも、同期とは仲良くしよう

取り乱してすみません。でも、これから始まる2年間のメンタルヘルスを考えた上で、同期と仲良くすることはとても大事なんです。先輩や後輩、友人、恋人、親も、同期には代えられません。

Arieらは20年間の追跡研究における、労働者死亡の唯一の予測因子として「職場仲間からの社会的サポート」を挙げています[1]。なぜ同期のサポートが大事なのか。ここでは**(1)情報、(2)情動発散、(3)居場所**に分けて解説しましょう。

(1) 情報

研修生活は「情報」がとても大事。怖い先生や忙しい診療科、その病院特有の謎のルール、研修の事務手続きなど、とにかく病院は分からないことだらけです。特に他大学病院で研修する先生は超重要！

（2）情動発散

難しく書きましたが、要は「率直な感情表現ができる愚痴り合い」ですね。上下関係なく、しかもお互いのストレスを理解し合える間柄で愚痴を交わすことは、最高のストレス発散の1つでしょう。

（3）居場所

これが一番大事なポイントです。研修医は、2～3カ月で診療科から診療科へと移る渡り鳥。どこまでいっても落ち着く居場所がない流れ者なんですよ。皆さんにとって最も長く安定した「居場所」は、実は同期と過ごす研修医ルームなんです。そこで、ぜひ2人は特に仲の良い同期を作ってほしいです。3人寄れば特別な居場所になりますから。例えば、ドラマの半〇直樹見ました？え、見てない？そうですか……。

さあ、同期との関係がとても大事なのが分かりましたか？スタートダッシュでつまずいて、後から輪に入ろうとして苦労することないようにしたいですね。

それでは、最後にリピートアフターミー！

> ◎ 僕たち、私たちは研修初日、なんか雰囲気に流されてみんなで仲良くご飯を食べます！

【参考文献】

1) Shirom Arie, et al. Health Psychol. 2011; 30: 268-75.

ごめん、俺今ハッピーだった？デスク周りのせいだわー

新研修医のみなさん、こんにちは！

突然ですが、労働衛生の三管理って覚えてます？国試で出たやつですよ。

(1) 作業環境管理
(2) 作業管理
(3) 健康管理

この3つですね。皆さん、脊髄反射で出ましたよね。え？もう忘れちゃってた？

実はこの3つ、順番が大事なんです。つまり、健康管理の前に、作業環境の管理なんです。みなさん、自分の「**作業環境**」、大事にしていますか？

私たちは普段、無意識に目にする文字や絵などから潜在的に影響を受けています。これを、心理学分野では**「プライミング効果」**と呼びます。米国の研究者であるBarghらは、大学生に提示したいくつかの英単語を使って作文する課題を与えました。そのとき、1つの学生グループの単語群には「忘れっぽい」「しわ」など、高齢者を連想させる単語を交ぜていました。すると、驚くべきことにそ

の学生たちは、教室から退出し、移動するときの歩行速度が遅くなっていたのです[1]。

つまり、実はみなさんも**知らず知らずのうちに、周りの情報や刺激から影響を受けている**わけですよ。

そこで、今日は最も変えやすく、最も無意識に影響を与える、皆さんのデスク周りのお話をしましょう。

（A）完全に自分の趣味のカレンダーを置こう！

みなさん、卓上カレンダーを本気で選んでますか？カレンダーは1年をともにし、しかも毎日顔を合わせる、最もプライムを受けるアイテムの1つです。しかも、**職場であなたが唯一自由に好きな趣味を表現できるアイテムでもあるんですよ！！**

職場に大好きなハローキ◯ィのぬいぐるみや、アイドルのブロマイドを置いていたら同僚に**ドン引き**されるかもしれません。でも、それが、キテ◯ちゃんのカレンダーなら？アイドルのカレンダーなら？ね？カレンダーなら、まあギリOKでしょ？せっかくなんだから、好きなものを見ながら仕事しましょうよ。

よく、ポジティブな言葉が書いてある日めくりカレンダーがありますよね。ポジティブな感情へのプライミングという意味では、とても有効だと思います。ちなみに僕は自宅に書道家の武田双雲さんの日めくりカレンダーを置いて、意識的に前向きな言葉に曝露するよう心掛けています。相田み◯をとか、松岡◯造とかも良いかもしれませんね。

研修医のための　人生ライフ向上塾！

(B) 初心に立ち戻れる名著を置こう！

　めまぐるしい環境変化と、過剰な労働時間、時に理不尽な指導医や看護師と囲まれると、日々の小さなストレスがね、身体と心を重くしていくんですわ。

　おっきいストレスじゃおまへん。ほんっとに、ほんっとにささいな一言とか、ささいなミスとか、そんなことの積み重ねが効いてくるんやで。ストレス溜まりすぎておかしな関西弁になってしまうくらいやで。

　そういうとき、ふと、忘れかけていた座右の書をね、不朽の名著をね、日々のしょーもないことに疲れているときに読むと、とーっても癒されるんです。そして、ピンッと背筋が伸びるんです。

「ああ、俺、小っちゃいことで悩んでるなー」って。
「私、あの頃もっと高いところ目指してたよな」って。

顕微鏡から目を離して、広大な夜空を見るようにね。
併せて、意識も高くなってきてね。

「ハードルは高ければ高いほど、超えたとき気持ちがいいもんな」なんて**若干ミスチルっぽいことつぶやいたり**しちゃってね。

　皆さんが医師を志すきっかけとなった本はなんですか？私は高校1年のときに読んだフランクル博士の『夜と霧』でした。フランクル博士の本、どれも素晴らしいんですが、なかでもお勧めの一冊は、『それでも人生にイエスと言う』ですね。

え？「お前、それしか読んでねーんだろ？」って？そ、そんなことねーし（震え声）、お、俺んち、フランクルの本全部あんだからな！！全部読破したわ！100回以上読んだわ！！むしろ「フランクル博士」博士だわ！！

　研修医になると、いわゆるマニュアル本をそろえるようになります。それは当然なんですが、ぜひ、デスクの本棚の端っこに、あなたの原点となった名著を置いてください。不朽の名著は、置いておくだけであなたを名医に近づけます。あなたを見る周りの目もちょっと変わるかもしれませんよ？

　そして忘れたころに、すんげー疲れた当直のときとかに、パラっと1ページめくるんです。これね、必ず効いてきますよ。これは保証します。

リピートアフターミー！

◎ デスクの周りには、意識高い名著と、ポジティブになれる趣味を置いて、無意識にハッピーになります！

　はい、おつかれさまでした。

【参考文献】

1) Bargh JA, et al. J Pers Soc Psychol. 1996; 71: 230-44.

4日目 4月のこじらせを乗り切る5箇条！

　新医師の皆さん、いよいよ研修開始ですね！　明日からどうなるんだろう？　何するんだろう！　ハラハラドキドキだったり、そうでもなかったりしてませんか？

　結論から言います。

　まあ、ぶっちゃけ、**何もできない**ですよね。

　だって、国試の**「記銘記憶」**と、現場の**「手続き的記憶」**は全然違いますもん。

　もし、本を読んですぐ実践できるようになるんなら、男子高時代からＨ〇TDOGとかＰ〇PEYEとか熟読してた俺はもっとモテモテなはずなんですよ！！

　さて、本題に戻りますよ。4月に入職すると、1カ月くらいは毎日が新鮮な驚きの連続ですよ。だいたいこんなテンションになるじゃないですか。

> 「わあー！ 新しい同期、イケメーン☆」
> 「わあー！ 歓迎会☆」
> 「わあー！ 注射器だあ☆」
> 「わあー！ 白衣☆」
> 「わあー！ 中心静脈栄養☆」
> 「ひゃあー！ 今週もまた飲み会☆ 私忙しすぎ（笑）」

……考えてみれば、医学部に入学したときもそうでしたよね？ 4月の新しい環境って。**「毎日特に大きなことをしているわけでもないくせに、新しいことにどんどん囲まれて、よく分からないけどちょっと変なテンションになってる状態」**になるわけです。

こういった状況は、海外留学なんかの異文化適応に特徴的です。研究者の Lysgaard は、この環境適応を「U カーブ説」とし、適応当初の時期を「ハネムーン期」と名付けています（いやー、この命名、言い得て妙ですわ）[1]。

図1　異文化適応における U カーブ説
（参考文献 1 より一部改変）

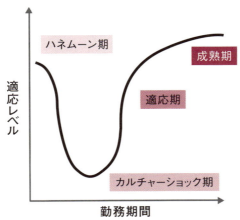

ハネムーン期は1〜2カ月くらい続くわけですが、この時期を後で振りかえると、「とにかくなんかずっと緊張しっぱなし」「その割には、そんなに疲れない」「ってか、新しいこと多すぎて疲れてる場合じゃないって感じ」といった状況です。

　この適応過程自体は大なり小なり自然なものです。しかし、これをこじらせてしまうとヤバい！ハネムーン期のこじらせ例は、こんな感じ。

> 「まだまだ覚えることイッパイ！家でも勉強しなきゃ！（使命感）」
> 「もう私、学生じゃない！医者なんだから毎日病棟に行かなきゃ！毎日診察！！（使命感）」
> 「せっかく4月になったんだから、新しいコト始めヨ！ヨガにピラティス！英会話！」
> 「はあー、なんか俺ばっか毎日飲み会誘われるんすけど（笑）先輩との付き合いつれーわー！昨日も3時間しか寝てねーわー（笑）」

　いやー、こじらせてますねー！特に最後のやつ、腹立つわー。書いてるだけで腹立つわー。

　こうやってこじらせてしまうと、後々から訪れる「カルチャーショック期（以下、ショック期）」が無茶苦茶つらくなるんですよ。いわゆる、**「五月病」**ってやつですね。さあ、ハネムーン期をこじらせないために、以下の5箇条をリピートアフターミー！

1）1日6～8時間の睡眠確保！

　ハネムーン期は短時間睡眠でも乗り切れてしまいます。しかし、長期的には睡眠時間が6時間を切ると明らかに抑うつ度が高まります。意識して寝ましょう！ 理想は8時間の睡眠です。 気持ちが高ぶっていても24時には就寝して、就寝時間と起床時間のリズムは一定にしましょうね。

　休日に30分程度のお昼寝をとるのもおススメです。

2）飲み会は、「23時のシンデレラ」！

　この時期歓迎会やらで飲み会が多くなる時期です。指導医や病棟看護師さんとの飲みにケーションは、人間関係構築の上では確かにメリットも多いんですよ。その一方で、度重なる飲み会は睡眠の時間と質の最大の敵となります。夜更かし、過量飲酒や生活リズムの破綻は、必ず後々の心身の健康状態に重くのしかかりますからね。どんなに遅くとも23時には帰ること！ そして、24時までに布団に入りましょう！

3）仕事を家に持ち込まない！

　睡眠、リフレッシュ確保のためにも、オンとオフのメリハリは大事。スタートダッシュでちょっとくらい勉強したところで、そんなにすぐに良医になれるわけじゃありませんよ。

4）週1日以上の完全な「休日」確保！

　本来「休日」というのは、「0時から24時までの丸1日、労務提供義務を免除された日」なんです。ずっと仕事アタマになっていませんか？病院以外のところに足を向ける日をつくりましょう。あらあら、そこのあなた、「こじらせすぎて、休日何をしたらいいか

分からない」って？そんな時は**とにかく病院から物理的に距離を取る方向に動きましょう**。距離を取ると自然と心も離れてリラックスできます。

5）4月に新しいことを始めない！

　この時期、テレビCMや街中の広告ではよく英会話だとか、新しい趣味・資格とかをキャンペーンしているじゃないですか。**私、ストレスマネジメントの観点からは大反対です**。まずは今の病院環境に慣れるのが先決。新しいことはショック期を乗り越えた秋ごろから始めるのがオススメです。

リピートアフターミー！

◎ 入職当初の1〜2カ月はハネムーン期！
　誰もが変なテンションになって疲れを感じにくい！
◎ この時期に睡眠や休養などのセルフケアを
　怠ると、5、6月のショック期につらくなる！

　はい、おつかれさまでした。

【参考文献】

1) Lysgaard, S. International Social Science Bulletin.1955;7:45-51.

5日目 バカにされてもそこそこ元気！適応力のABC

悩める研修医の皆さんこんにちは！今日も頑張っていきましょうね。

5日目の内容は当たり前の内容ですよ！でもね、当たり前が一番難しいんですわ。ほら、むか〜しむかし、ほぼ100％の校長先生が言ってたでしょ？

「当たり前のことを、当たり前にやる」っていう、超当たり前のことを！！！」

しかし、となると、医者にとって「当たり前のこと」って何さ？って話になります。

医者としての知識？技術？情熱？あー、そういうのも大事ですけど、**本書にはそういうのあんまりありません。ティアニー先生の本を読んでください。**

人として当たり前なことには、2つの方向性があります。「技術的」な側面と、「適応的」な側面ですね。

リーダーシップ論で有名なハイフェッツは、社会の変革を起こすリーダーに必要な要件として、「技術的課題」と「適応を要する課題」

（以下、適応的課題）を提示しました[1]。医者は皆さんアタマいいですから、「技術的課題」の解決は大大大好き、大大大得意です。

　一方、環境への「適応」ってどうでしょうね？意外と医師免許という下駄を履かせてもらうことによって、なんとか社会に適応している人っていませんか？**え？お前だろって？（震え声）**

**　若いときはな、どうしても知識や技術を磨きたくなるもんなんや。せやけどな、実は一人の医者として知識、技術を磨くよりも、ずっと大事なことがあるんやで。**
（※鶴瓶師匠で脳内再生）

　というわけで、前フリ終わり。5日目のテーマは「適応力」、特に、皆さんが多くの時間を過ごす病棟での適応のお話です。私が超主観的に考えた「当たり前のA・B・C」を紹介しましょう。これさえ押さえておけば、最低限、結構やっていけます！

A）あいさつ、皆に先にする！
B）バカにされてもそこそこ元気！
C）クリーンな身なり、なんとか維持！

A）あいさつ、皆に先にする！
　「みんなに挨拶しましょう」って、幼稚園のころからずーーーっと言われてきましたよね。でもね。本当にできてますか？

　私からのお願いです。最初の2カ月で、CVの上達を考えるより、挨拶を無意識にできるようにしてください。1つのことを習慣づけ

るには2～3カ月かかりますからね。**清掃業者さんにも、いかつい教授にも、看護師さんにも、挨拶！挨拶！挨拶！**

　大事なのはちゃんと目を向けて挨拶することです。え？朝から電カル凝視してる怖い先生にはできないって？そういう**「今話しかけんなオーラ全開」**の人、ときどきいますよね。

　いいんです！そういう人にほど、挨拶しましょう。挨拶したら、もう一仕事終わったくらいの気持ちで。無視されてもいいんです！反応がなくても、こちらから吹きかけるのが大事。それって人工呼吸と一緒やん！

　つまり、
「あいさつは職場のAirwayだ！」ってことですよ！
（↑これ、我ながら名言ですよね。どんどん広めてください）

B）バカにされてもそこそこ元気！
　研修始めの頃なんて、本当に何も知らないわけですよ。「凝固のスピッツ取ってこい！」って言われて、「採血のスピッツ、どの色が凝固だよ〜」と10分ほど悩んだり。その後、「アホ！お前凝固スピッツに血液入れすぎや！」と怒られたり。

　困ったことに、指導医や看護師さんも、3月の1年目終わりかけ研修医の幻影が残っていますから、**「4月の1年目研修医がどれだけ分かっていないのか、忘れちゃってる状態」**なんですよね。ですから、「こいつ、本当に国試受かったの？」と軽蔑と懐疑の目を向けてくるイヤーな人もいます。国試に凝固のスピッツの色とか出るわけねーだろ！！（思い出し怒り）

でもね、そこをなんとかプラスに考えましょうよ。1回バカにされたってことは、1つ学んだってことです。そして、あなたがバカにされた横で、必ず同期がホッとしています。「よかった〜。ぶっちゃけ私に振られても絶対分かんなかったわー。助かったわー。勉強になったわ〜」って、絶対思ってますから。

　バカにされる人ほど、学びが多いですし、周囲にも学びを与えます。どんどんバカにされて教えてもらいましょうよ。バカにされてもめげずに元気に「すみません！」が大事です。しゅんとなってしまうと、教えてもらいにくくなる。そして、後々になって知らずに大ポカしちゃう悪循環にハマりますからね。いくらアタマが良くても、なんとなーく指導しにくいヤツって、長い目では損しちゃう気がしますね。むしろ、4月はいくらバカにされてもいい**ボーナスステージ**くらいの気持ちで、「**4月中に100回バカにされよう！**」とむしろ目標にしちゃうくらいの方がラクじゃないですか？

リピートアフターミー！

◎ 俺がバカにされることで、
　俺と周りが一つ、
　新しい知識を得る。
　俺はそういうことに、
　幸せを感じるんだ……（遠い目）。

C）クリーンな身なり、なんとか維持！

　月1回は散髪に行きましょう！毎日シャワーを浴びましょう！ちゃんと洗った下着を着ましょう！

え？そんなの当たり前だろって？いやいや、忙しい科に行くと、意外とできなくなるんです！だんだん、先輩のマネして白衣の中にガラモノシャツを着たり、樹脂製サンダル履いたりしてだらしなくなっちゃうんです。**できる先輩ならまだ許されても、何も知らないおバカ研修医が、汚バカにまでなったら白い目で見られますよ！**

特別きれいにする必要はありませんが、最低限の清潔感がなければ、仕事の信頼もガタ落ちってもんです。3日目で、プライミング効果を扱いましたね 。身なりも思考や態度に影響与えますよ。

リピートアフターミー！

- ◎ 社会に出てからは技術的課題解決力だけでなく、適応力も大事！
- ◎ 1年目4月の研修医の解決力なんてどんぐりの背比べ！適応力を意識しよう！
- ◎ 適応の基本はABC！あいさつ先にして、バカにされてもそこそこ元気で、クリーンな身なり！

はい、おつかれさまでした。

【参考文献】

1) ロナルド・A. ハイフェッツ『リーダーシップとは何か！』（産能大学出版部、1996年）

6日目 ゆるくおっくう……
もしかして、五月病かも？

　悩める研修医の皆さんこんにちは！
　6日目のテーマは、もはや一般用語として定着している「五月病」なんですが、論を進めていく前に、本書における五月病を定義しておきましょう。「新年度の4月に入学・入社した新人に、5月ごろになると現れる精神の不安定状態」[1]という、ざっくりとした定義を採用させてもらいますね。その上で、五月病による精神の不安定状態ってなんでしょう？筆者は以下の3要素で捉えています。

1）ゆるい抑うつとおっくう感
2）アイデンティティーのゆるい拡散
3）自己肯定感のゆるい低下

　全部に「ゆるい」が入ってますよね。なぜかといえば、「五月病」とはあくまでも病気ではなく、一過性の精神「状態」に過ぎないからです。アイデンティティーと聞くと、ハイブロウな先生はエリクソンとか思い浮かべるでしょうが、そんなの浮かべなくて大丈夫です。

図1　五月病のメカニズム

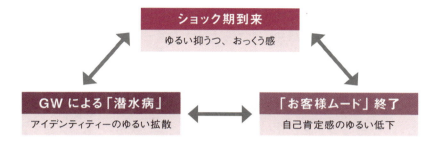

1) ゆるい抑うつ・おっくう感はショック期の後に

これは27ページでも書きましたが、いわゆるLysgaardの「**カルチャーショック期**」が到来しているわけですね。

要は、4月に見えないところで頑張りすぎて、ガス欠状態、息切れ状態になっているんです。4月にノルアドレナリンやドーパミンを使いすぎちゃって、切れちゃってるんですよね。それによって「ゆるい抑うつ」と「ゆるいおっくう感」が出現します。

2) GWの急な開放で「潜水病」、アイデンティティーがゆるく拡散

忙しい日々から、5月になると突如ゴールデンウイークによって解放されます。最近の病院では研修医の先生にも休暇を与えるところが多いようです。ただ、これがなかなか厄介な代物なんです。

ゆるうつ、ゆるおっくうな状況で帰省したり、小旅行すると気づいてしまうんですよね。あれだけ自分が病院内で日々慌ただしく、追われるように仕事していたのに、世間の人々は、まったりととても楽しそうに、のんびりと人生を謳歌しているわけです[注1]。

実家に帰ろうもんなら、おふくろはのほほんとした顔して、お茶飲みながら、「ア◯コにおまかせ」とかだらだら見ているわけですよ。皆さんが日々どれだけ緊張を強いられ、シビアな状況で働いているかなんて、当然世間は知ったこっちゃありません。

　そこで、4月に張りつめていた緊張感がふっと抜けます。抜けるだけならまだいいんですが、急に物事を俯瞰して見てしまいます。これがアイデンティティーのゆるい拡散。「素に戻る」ともいえます。

> **素に戻ってしまった例（アイデンティティーのゆるい拡散）**
>
> 「俺、なんであんなに病院でがむしゃらにやってたんだろう……」
> 「私の病院のことなんて、世間は全く知らないんだ。今受け持っているあの患者さんのことも、あんなに毎日頑張ってる先輩のことも……」
> 「今もうちの病院には救急搬送されている患者さんがいるし、それを受けている当番医の先生がいる。世間はそれを知らないんだよな……」
> 「私のしている仕事って、どれだけの価値があるんだろう……」
> 「こっからまたあの病院の生活に戻るのか……もうそんな勢いないわ……」

　文脈は多少違いますが、フランクルは『夜と霧』の中で、強制収容所から奇跡的に生還した人々が、意外にもあまり喜ばず、それどころか「強制収容所に帰りたい」とさえ嘆く姿を記述しています。フランクルはこの現象を**「潜水病」**と命名しました[2]。

皆さんは4月の1カ月間、「新しい病院への適応」「医師としての適応」「社会人としての適応」など、知らず知らずにさまざまな水圧にさらされていたんですね。「病院という水中での出来事」こそが、「世界の全て」でした。そこから、連休によって突然陸に出されてしまうと、その圧力の変化と世界の変化に耐えられないんですね。重い荷物を背負って山を登り、頂上で休憩したらとたんに身体が動かなくなる感じです。そこで、ゆる〜いアイデンティティーの拡散が生じます。

　医者は自分の存在に意味や、意義、価値を感じればどんなに激務でも耐えられます。しかし、それらにゆらぎが芽生えてしまうと、とたんにつらくなってしまうんですね。

3)「お客様ムード」終了で自己肯定感がゆるく低下
　4月まではフレッシュマンだった皆さんも、もうフレッシュじゃありません。4月は指導医も、看護師さんもなんだかんだでどこか「お客様ムード」だったわけですよね。ですからそんなに厳しいことも言われませんでした。

　なのに、いざGW明けに病院に帰ると、だんだんムードが変わってきます。もう「いるだけ」では褒められません。「できて当たり前」のムード、「戦力になってもらわなきゃ困る」ムードが出てきます。実際、戦力としてどんどん病棟や救急外来で働くでしょう。しかし、

注1：本当は謳歌しているわけじゃなくて、みんな忙しいなか、せっかくの連休だから穏やかで楽しくのんびりしているだけなんですけどね。

当然ながら働けば働くほど、ミスしますから叱られます。**だってまだ1カ月しか働いてないんですから、当然ですよ！！**

でもね、1)、2)を経た上でこの仕打ちを受けるのが、ゆるーくきついわけです。ゆるーく自己肯定感を失っていきます。「だめだな、私……」とか、「やっぱ俺、医者向いてないかも……」とか、ゆるく思い始めるんですね。

リピートアフターミー！

◎ 五月病は病気ではなく、「ゆるく抑うつ、ゆるおっくうになる」状態像！

◎ 内面的にはハネムーン期の終了に併せて、GW突入によるアイデンティティーの拡散によって生じる！

◎ 外面的には、1カ月経って周囲のお客様ムードも終了！叱責や放置プレイが増加！そのダブルパンチでさらにゆるく自己肯定感が低下する！

はい、おつかれさまでした。

4月の君ら

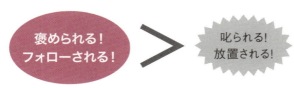

5月の君ら

【参考文献】

1) goo辞書「五月病とは」
2) V・E・フランクル『夜と霧 新版』（みすず書房、新版2002年）

7日目 五月病を乗り切るための3DS-D！

　さあ、このゆるいつらさに、私たちはどのように向き合えばいいのでしょうか。今回は五月病対応編です。ここでは、3つの処方箋を提示しましょう。キーワードは **3DS-D**！以下のようになります。

（1）Douki や Dousou の Dialogue
（2）Sixty
（3）Diary

（1）Douki や Dousou の Dialogue：同期や大学同窓生と無目的に語り合う

　さて、18ページでも同期の重要性について述べました。あれから皆さん、定期的に集まってご飯食べたり、飲み会やったりしてますか？ え？ 忙しくてとんと疎遠になっちゃってるって？

　さあ、1カ月経ったここでテコ入れです。気の合う仲間同士で鍋パ、女子会、男子会、**パジャマパーティー**しちゃいましょうよ！ なんなら久々に、近くの大学同窓生で同窓会企画しましょう！

　本当に冗談ではなく、同じ社会属性を持った仲間同士の無目的なダイアローグ（対話）って、精神保健上とても優れた効果を持っているんですよ。要は雑談することなんですが、意識して企画してみ

ましょう。自らのアイデンティティーや自己肯定感を、ゆるく回復してくれるはずです。

非常に効果的なダイアローグの例

「あーダルい。明日マジ病院行きたくな〜い！（笑）」
「それさー、五月病入ってるって！（笑）」
「なんかさ、『ぶっちゃけ、私、病院行かなくてもよくね？』ってなんない？（笑）」
「思う思う〜！ むしろ、仕事増やしてるだけ！ みたいな」
「だよね〜！これで給料もらっていいのって思う〜（苦笑）」
「逆にさ、何もできないのにさ、ずっといるのつらいよね〜」
「あるある〜。オーベンが治療方針すごい悩んでるからさ〜、私も一応横で悩んでるフリ、みたいな（笑）」
「え〜ほんと〜？ なんかさ、みんなの話聞いてたら、私のところ結構厳しいのかも〜。基本的に研修医がファーストでやる方針とかだし〜」
「え〜それ超すごくない？ 私無理だわ〜、死ぬわ（笑）」

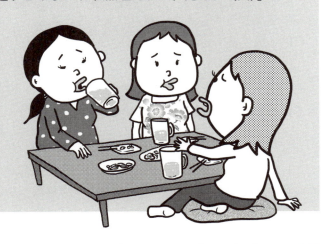

(2) Sixty：自己評価60点でOK！ 60点以上70点未満である、今の「ゆるい仕事」をしている自分を受け入れよう！

39ページに示したように、ハネムーン期が終了したあとのショック期に入ると、今の自分が入職時の4月に比べて、叱られてばかりのさえない「60点」に見えちゃうんですね。特に、真面目で優秀な研修医ほど陥りやすい現象といえるでしょう。

でもね、あなた、実はそんなことないんですよ！ 頑張ってやれることが増えた分、それに伴ってミスや失敗、叱責も増えているだけなんです。**優秀なゴールキーパーほど、出場機会が増えるので、失点も当然増える**じゃないですか。同じことですよ。これを減点思考で考えちゃうと、あ〜！つらいですよね[注1]。

実際は周りからは、「あいつ、真面目に結構よくやってるよね」と75〜80点くらいに評価されていることもあるんです。でもね、あなたは五月病で自己肯定感をゆるく失っているから、自己評価で0.8を掛けちゃってね、60点に思っているだけなんですわ。ですから今はひとまず自己評価では60点、「及第点」でOKなんです。少し自信を持ちましょう。数カ月すれば、また70〜80点の自分に自然と戻ります。

今は淡々と日々をこなしながら、できていない40点以上に、**できている60点を日記に残していきましょう。**

注1：逆にほとんど何もやってない「ヤバレジ」ほど自己評価高かったりするのはもう一つの闇……。

リピートアフターミー！

◎ しょうがない、今はこんなもん！それでも
 60点取ってるんだ、大丈夫！大学時代も
 60点取れば受かったわけだし、OK！

（3）Diary：Facebook で盛るよりも、Twitter で愚痴るよりも、自分だけの日記に成長とハッピーを記録！

　医者の仕事というのは因果なもので、どうしても治療が難しい入院患者さんや、日々のミス、叱責が脳裏に残ってしまいます。前述の 40 点の失点部分ですね。そこで確実にオススメできるのが、**秘密の日記**です。

　自分でも見逃している、今日の 60 点のファインプレーや、ハッピーな出来事があるはずです。寝る前にぜひ書いてみましょうよ。俺はアタマのなかで分かってるって？　いやいや、実は頭の外に出すこと、つまり書くことによって人間の考えは整理されるんです。今日笑顔で退院した患者さん、コメディカルとの心温まるやり取り。なんでもいいです、小さな成長、小さなハッピーを書きましょう。誰かと比べる必要はありません。自分の中で「あ〜これ、頑張ったな！」と思えることでいいんです。比べる必要のない、心から良かったことを書きましょう！

　え？「何に日記つけたらいいか」って？　スマホでアプリ検索したり、エバーノートとか使えばええんちゃう？（適当）ちなみにワイは mixi やで（小声）。

参考までに、私が実践している日記の3ポイントを挙げますね。

(1) まず最初に毎回「今日もいい1日だった！」と書く
(2) うれしかったことを3つ、反省点を1つ書く（4行日記）
(3) 内容や継続にこだわらない。1行の日記でも、1カ月空けてもOK！（非完璧主義）

秘密の日記だからこそ、ありのままの自分を肯定できる！

今日も良い1日だった！
〇〇さん、退院して良かった！
今日の△△の処置のとき、俺、気がきいていたな〜
新人看護師の□□さん、かわいいなあ！
〇〇マニュアル、まだ読んでない、勉強しよう！

　この時期FacebookとかInstagramでいろいろと**盛ってる**同期の写真を見ながら、**真顔で「超いいね！」**押してもハッピーになれません。Twitterの匿名アカウントで「**研修キツすぎて生きるのつらい**」とかつぶやいて匿名フォロワー増やしてもそんなにハッピーになれないのでお勧めしません。SNSのご利用はほどほどに！
　さあ、五月病対策、OKですか？

リピートアフターミー！

◎ 僕たち、私たちは、ときどきは集まってダベリながら、
今は60点くらいの自分たちを肯定し、
寝る前にハッピーな4行日記を書きます！

はい、おつかれさまでした。

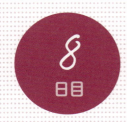

EBM? なにそれおいしいの? うちの上司はFBM!

悩める研修医の皆さんこんにちは!

さあ、皆さん入職してどのくらいの月日が経っているでしょうか。昔から、「3日、3カ月、3年」なんて風にいいますが、中でも3カ月というのは「職場を離れたくなる節目」として捉えられているようです。

なぜ3カ月経つと辞めたくなるのか? これまで自分が描いていた理想の職場と、現実の職場のギャップを痛感し始める段階なんですね。これを、リアリティーショックといいます。

ざっくばらんに言えば、「思ってたんと違うやん!」って感じですし、「学部講義で習ったことと、やらされること違うやん!!」ってことです。

大学ではみなさん、「今の医療はEBMだよ〜」「患者中心の医療だよ〜」って習いましたよね? その甘っちょろい学生意識のままで入職すると、痛い目に遭うわけですな。

思ってたんと違う! 現場にはびこる謎のFBMとGBM!!

実際の現場に出ると、皆さん目玉が飛び出るわけですよ。医療は

ものすごいスピードで進歩してますからね。EBMなんて古い古い！去年まで授業や教科書で習った古い知識は捨て去らなきゃ、高度化する医療をキャッチアップできませんよ！今や現場は**FBM**（Feeling-based Medicine）と**GBM**（Guideline-based Medicine）になってるわけですから！

あらあら、そこのお嬢さんとお坊ちゃんは知らなかったって？まったく、精進が足りんぞ！さあ、100回唱えなさい！FBM！GBM！ほら、あと99回！

**図1 あまりにも感覚的で刺激的！
　　　ベテランによるFBM（Feeling-based Medicine）！**

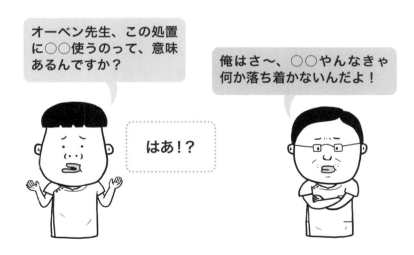

図2 まるで魔法の呪文！誰のためか、誰も分からないGBM（Guideline-based Medicine）！

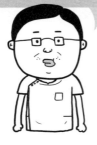
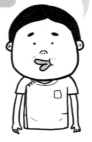
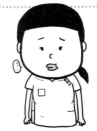

　さらにさらにですね、患者中心の医療も、現場ではまさにネクストステージへと変容しつつあります。画期的な概念として、「**上司中心の医療**」が挙げられるでしょう。

　この概念については私が提唱したと思い込んでいたのですが、驚くべきことに、既に何十年も前から全国の病院で主体的に現場で実践されているようです。**病院関係者各位の不断の実践努力に心から敬意を表します**。

　それどころか、こうしたトップ中心型解決は医療機関のみならず、1000年以上前から国家や政府、企業、多くの家庭にも浸透し、あらゆる問題解決における普遍的な手法として古今東西で定着してい

図3 これぞ人類が誇るザ・エビデンス!「上司中心の医療」

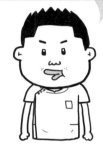
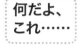
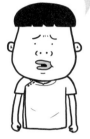

ます。**ある意味、最もエビデンスがある解決手法**と言えるでしょう!! ……おや、誰か来たようだ。

　……と、おふざけはこのあたりにしときましょうか。まぁ、このようなカタチで医学部時代に習った「理想の医療」と、「現実の医療」のギャップに悩むことってありますよね。これを、**リアリティーショック**というわけです。特に、熱意のある初心者ほど、現実とのギャップに苦しみ、心身を消耗しちゃうわけですな。

　学生時代から学内外の医療系サークルで活動したり、いわゆる**ブランド病院**にマッチした、理想に燃える先生ほど悩んでいるかもしれません。皆さん、こんなふうに思うことありませんか?

> 「医療って、こんなんでいいの？」
> 「私、誰のために、何のために仕事してるの？」
> 「もっとしっかりした病院だと思ったのに、**ガバガバな診療し
> ていてがっかり**」
> 「ベッドサイド中心の研修って聞いていたのに、ほとんど**カン
> ファレンスと回診準備で一日終わっちゃうんだけど**……」
> 「屋根瓦方式と言えば確かに聞こえはいいけど、うちの場合、
> **ただ単に指導医が放置プレイ**してるだけじゃね？」
> 「症例多いし、カンファがしっかりしてるって聞いて飛び込ん
> でみたけど、受け持ち患者さんが多すぎて、**流れ作業状態**。3
> 年目以降、こんな調子で大丈夫かな……」
> 「見学のときはとても素敵に見えた**あの先生の実態を知って
> ガッカリ**……」

ほら、ズキズキっと心に刺さりませんか？でも、安心してください！みんなそう思ってますから！大丈夫！

マッチングでの「白い嘘」にはご用心！

しかしなぜこのようなリアリティーショックが起きるのでしょうか。1つの要因として、採用側の白い嘘にだまされてしまう問題があります。

研修病院は、病院見学や採用の際に、自院の美しい側面のみを強調してリクルート活動を行います。「大リーガー医とカンファ！」「海外研修！」「豊富な症例数！」「充実した福利厚生！」「イケメン＆美女研修医のインタビュー！」

これらは全て事実です。ただ、一方で、日常の全てではないわけですよね。「ちょっと変なドクターもいます！」「ぶっちゃけ超キツイです！」「派閥構造上、仲の悪い科があります！」なんてことは誰も広報しません。物事の美しい面、良い面だけを説明し、負の側面や、日常的な現実を語らないことを、**「白い嘘をつく」**といいます。

　現状を偽ったり、誇張している、ホントの嘘（黒い嘘）というのは、意図が明確な分、私たちも、「あー、どうせ嘘でしょ？　盛ってるでしょ？」と分かりますので、あまりショックは受けません。しかし、語られない白い嘘というのは、ついている側には当然悪意はありませんから、**嘘をつかれた側が勝手に裏切られた思いをしてしまうんですね。**

実際は誰もがみな灰色の日常を送っている！

　しかも、研修期間って、結構同窓生の結婚式に呼ばれるじゃないですか？　そうなると、みんな無自覚に**白い嘘つき大会**をしちゃうわけですね。同様に、Facebook、InstagramなどのSNSにも白い嘘があふれていませんか！？「最高の仲間たちに感謝！」「今日はみんなでBBQ！　サイコー！」「国際〇〇学会で発表してきました！」ってね。それはしょうがないわけです。誰だって、**「当直中にシー〇ードヌードルBIGすすってます！」**なんてアップしないんですから。

　そうなるとですね、誰しもが、誰かの芝生が青く見えるという、**誰もが無駄に不幸な状況**に陥ってしまいます。「自分だけマッチング失敗したんじゃ……？」「他のみんなはサイコーにハッピーな研

修生活を送ってるんじゃ……」。そんなことありません。みんな、Facebookで見るほど白くもなく、Twitterで見るほど黒くもない、**灰色の日常を過ごしています。**

　ですからね、まずは今の自分の環境をそれなりに愛しましょう！それなりでいいんです。

リピートアフターミー！

> ◎ リアリティーショックはみんなある！
> SNSでも結婚式でもみんな白い嘘をついているだけ！意外とみんな灰色の人生！灰色の今をそれなりに愛しましょう！

　はい、おつかれさまでした。

補講コラム ❶

頑張るほどつらくなるのはなぜ？

　順風満帆で華々しい活躍をしていた人が、研修医になって適応に苦労するというのは決して珍しくありません。なぜこのようなことが起きるのか、ここでは、Siegristが提唱した「努力―報酬不均衡モデル」に着目して解説します。

　そもそも、私たちが医学部を卒業するまでの主な評価軸は「勉学」でした。勉学は努力―報酬均衡モデル、つまり「頑張れば頑張った分だけ報われる」フェアなゲームでした。努力した分だけ、偏差値や、人気校への進学といった目に見える評価を得られましたし、周囲の大人からも褒められました。このゲームを10年以上続けるうちに、私たちには「努力すればそれなりに報われる」、あるいは「報われないのはまだ努力が少ないからだ」という教義が知らず知らずのうちに刷り込まれました。

　一方で、病院で働くことは、努力―報酬不均衡モデルであり、いわば理不尽の連続です。理にかなわない勤務体系、あってないような福利厚生、医局のハウスルール、理不尽な上級医、不合理なコメディカルからのオーダー、様々な社会階層の患者さんからの要望、クレームなどに向き合えば向き合うほど、遭遇する理不尽は増えます。これまでの教義を頼りにゲームを進めている人が全然うまくいかず、つらいのは、ゲームが変化しているからなのです。

　このゲームの攻略法はいくつかあります。最も簡単な方法は、「困難な課題に挑戦せず、できるだけ自分から仕事を増やさず、それなりの給与と待遇、地位を得ていくこと」。つまり、努力投入量をとにかく抑えるという方略です。もう一つの方法は、「内面的報酬を重視すること」です。自分が定めたテーマの達成や自己実現、内面的満足を重視し、お金やポストなどの外面的報酬はおまけとすること。これはそもそも誰かに褒められたり認められることが目的ではありませんから、努力を努力と思わなくなります。さあ、あなたはどちらの生き方を目指しますか？

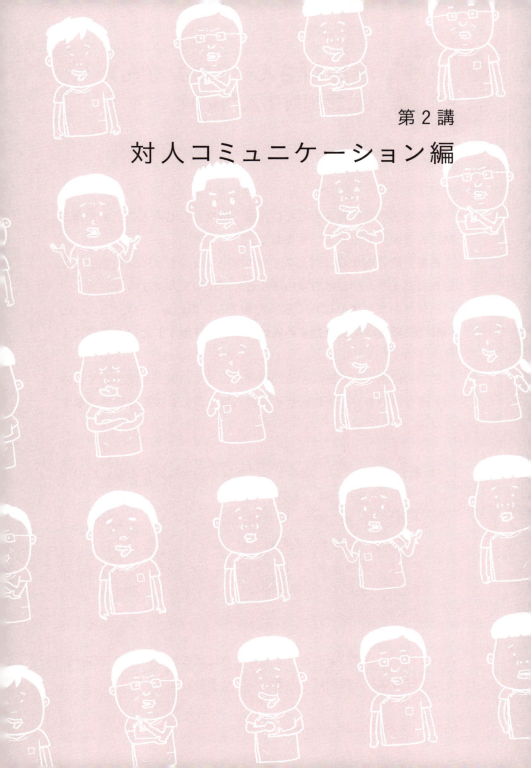

第 2 講
対人コミュニケーション編

9日目 看護師さんってナンなんだ!?
（看護師対応入門編）

　悩める研修医の皆さんこんにちは！毎度おなじみ人生ライフ向上塾のお時間がやってまいりました。
　さあ、第2講からは対人コミュニケーションをメインに勉強していきましょう。初回は看護師さんとの関係づくりです！
　研修が始まってしばらく経った皆さん。既に気づいたでしょう。**「研修医・看護師関係を制する者は初期研修を制す」**という真理に！

　初期研修医と看護師さんの関係問題は多くの医師が実感している[1]と思うのですが、研修医サイドから見たストレスを3行で説明するなら、

> 1) 研修医の多くは、医者として経験も現場知識も未熟。なのにプライドだけは一人前。
> 2) そのプライドを持ち、看護師の価値観・行動様式を理解しないまま、医療チームを組んでしまう。
> 3) そして、研修医からすれば理由はよく分からないんだけど、看護師と突然すげー感情的なトラブルが発生。看護師がとても苦手になる。

といったところでしょうか。まあ偉そうに語る私自身、研修医時代、そして**今もなお**この問題と向き合っているわけです。

まずは看護師さんの生態と価値観を知ろう

　皆さんも医学部時代に、臨床医学を学ぶ前に基礎医学を学びましたよね！人間関係の理解もおんなじです。お得意の思考フレームでいきましょう。ということで、今回は看護師の生態を3つの観点から解剖し、理解します。

医者から見た看護師さんの3大特徴（筆者調べ）
1）医学でなく、看護が専門である

　そもそも、彼女（彼）たちの専門領域は医学ではなく、看護です。もちろん、バックグラウンドとして医学は学びますけど、専門は看護なんです。

　そもそも、看護の定義[2]はご存じですか？え？知らない！？

　ナイチンゲールによれば、「看護はすべての患者に対して生命力の消耗を最小限度にするよう働きかけることを意味する」。ヘンダーソンによれば、「看護婦の独自の機能は、健康・不健康を問わず、各個人を手助けすることにある。どんな点で援助するかというと、健康、健康の回復（あるいはまた平和な死への道）に役立つ諸活動」とあります。

　つまり、ざっくばらんにいうと、**看護とは、患者さんが少しでも健康に生きるために手助けすること**なんですよ。

　ここが、診断や治療を重視する医学と大きく異なります。彼女（彼）たちにとっては、病名や治療薬以上に、「今日を生きている患者さ

んがどんなことに消耗しているか」を考えて、それに対して手助けをするための方法を考えています。

　ドクターの中には、「**なんで看護師はあんなに褥瘡とか栄養とかにやたら熱心なの？**」と冷ややかに見る人がいますが、看護の本質を理解すれば分かりますよね？ 褥瘡も、その日の食事も、今を生きる患者さんを消耗させずに健康に導く大きな手助けなんです。だからこそ、看護師さんは日々一生懸命「看護」しているわけです。

　このギャップにこそ、研修医・看護師問題の本質があると私は考えます。コミュニケーショントラブルの原因のほとんどは、**(1) 医者が看護師に医学マター（診断・治療）を求めた、(2) 看護師が悪意なく医学マターに触れた**——のどちらかで説明できるんじゃないですかね？

【パターン1】
研修医が看護師に医学マターを求めたトラブル例

先生、入院中の佐藤さんなんですけど、夕方にかけて足のむくみが強くて、今定期的にマッサージしているんです。でも、なかなか良くならないんですよね……。

看護師

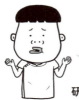

研修医

忙しいのにそんなこと言われてもさー！じゃあその「むくみ」はどうして起きているわけ？病態生理はどう考えているの!?

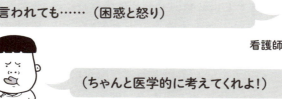

そう言われても……（困惑と怒り）

（ちゃんと医学的に考えてくれよ！）

（私は看護状況を話しただけなのに！なんなのあの態度！）

【パターン2】
看護師が悪意なく医学マターに触れたトラブル例

先生、あの患者さんって○○病じゃないですか？△△系の薬とか効きそうですよね。□□先生の患者さんも○○病で一、その薬ですぐ良くなったんですよ！（悪意なし）

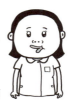

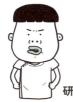

（医学ってのはなー！そんな単純じゃねーんだよ！！怒）

2）科学的な知見と同等か、それ以上に経験的知見を重視する

　目の前の患者さんの「生きている今をどう消耗させずに豊かにするか」を重視する以上、当然ながら「経験」や「実感」が最も大きなエビデンスになります。ここがまた、医者がひっかかるところで

すよね。「看護師はすぐに経験則でモノを語る」と。

　でも、こうは考えられませんか？私たちが知っている科学的知見というエビデンスに加え、「今目の前の患者さんが何に困っているか、何に悩んでいるか」という最も新鮮で膨大なナラティヴ・エビデンスを提供してくれているんですよ。はっきり言って、**病棟の担当看護師以上にその患者さんを観察している専門家はこの世にいません**。これこそがチーム医療じゃないですか。もし医者と看護師が同じ考え方をしていたら、チームとして相補性に欠けますよね。

　もちろん、それらの情報を統合して診断や治療を考えるのは医者の裁量でしょう。ただ さー、「医者は医療のリーダーだ！」って胸を張りたいならね、もうちょっとさ、余裕を持って「なるほどね、看護師さんからはそう見えるのか」と受け止められるようになりたいですな。

3）集団性、秩序志向性、序列志向性がある

　このあたり、いろいろツッコむと**僕の医療人生が詰む**のであまり触れませんが、医者って基本的につるまない人多いし、意味がなさそうなルールとか嫌いな人々が多いので、大きなカルチャーギャップがあると思います。しかし、それぞれの考え方には合理性があるんです。

●集団性

　少なくとも、**看護師さんにとって人数は医者に絶対負けない大きな武器**なんですよね。毎年5万人前後が看護師国家試験に合格するわけですから、圧倒的にかないまへんがな。**病棟でも多数決したら確実に医者が負けます**。ですからある意味、数の力を活用するの

は、合理的な戦略ですよね。

●秩序志向性

看護師さんは、大きな集団で仕事をします。そのため、看護師さんは医者に比べて、「規則・ルールはしっかり守る」という規範意識が強い傾向にあります。これもまた、**「そもそも、その規則やルールはなんであるの？」と聞きたがる医者とのトラブルになりがち**です。

大きな集団を束ねるためには秩序を形成する必要があります。「それぞれの看護師の価値観、行動様式を尊重」する考えだと看護の質や方向性にばらつきが出てしまいますから、むしろ、「この規則とルールはとにかくしっかり守りましょう」という論理のほうが全体としてはうまく回るんじゃないでしょうか。

●序列志向性

集団で、秩序を形成するためには、序列（ヒエラルキー）が必要になります。ざっくばらんにいえば、師長＞主任＞看護師という**絶対的な序列**です。ここが崩れてしまうと、そもそもの集団の凝集性や、秩序自体が破綻してしまう恐れがあるので、ここは揺るぎません。病棟医長と若手医師のような、ゆるい上下関係とは全く異なります。

さあ、次はこの解剖・生理の理解を前提として、どのように看護師さんとコミュニケーションを取るとうまくいくかをレクチャーしましょう！

リピートアフターミー！

◎ 看護とは、患者さんが少しでも健康に生きるために手助けすること！

◎ 看護師は「経験則でものを言う」のではなく、最も新鮮で膨大なナラティヴ・エビデンスを持つ専門職！

◎ 看護師は職務特性上、医者より集団性、秩序志向性、序列志向性がある！これらは業務運用上、とても合理的である！

はい、おつかれさまでした。

【参考文献】
1) 平葉子, 他. 医学教育 .2002;33: 443-7.
2) 看護ネット「看護の定義」より

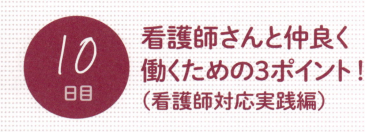

悩める研修医の皆さんこんにちは！

10日目は、前回説明した医者と看護師さんの価値観、行動様式の違いについて3つの特徴を踏まえ、仲良くやっていくための実践3ポイントを解説します。

キーワードは **TNM**！癌の分類ちゃうで！！

T）看護師長との関係を大事に！

T は **TOP** です。つまり、**看護師長**との関係を大事にするということ！よく政治や外交の世界で、「両国首脳会談」とか、「市長表敬訪問」なんてあるじゃないですか。あれ、なんでやると思います？なぜ会談する相手はトップじゃなきゃダメなんでしょうか？ナンバー2じゃダメなんでしょうか？**なんなら俺が首相の代わりにアメリカ大統領と会談しましょうか？**

いえ、私は論外として、ナンバー2でもダメです。トップにご挨拶をするということは、その人がある個人に対して挨拶したということを意味するのではありません。その組織や構成する集団全体に対する敬意を示す意味があるんです。

新しい病棟に配属されたら、まず初日に、できれば研修医でまと

まって病棟師長さんにご挨拶（**表敬訪問**）しましょう。繰り返しになりますが、これは単なる挨拶という意味だけではありません。「私たち研修医は、看護師さんたちに敬意を持っています。病棟看護師さんにこれからいろいろお世話になります。医療チームの一員としてよろしくお願いします」というメッセージが込められています。

初日に師長がいない場合は主任さんに挨拶し、後日、師長さんに挨拶しましょうね。

師長さんは当然ベテランで余裕がありますから、研修医がいかにできなくて、そのくせ医者としてのプライドだけは高いということを熟知しています。医者のプライドを逆なでしないようにしながら、うまく医者を転がすプロなんです。

ですから、みなさんも恐らく、師長さんとのコミュニケーションでトラブルになるということはまずないはずです。

それどころか、皆さんもついポロっと弱音を吐いたりしてね。師長さんはあなたにとって病棟の良きお母さん・お父さん役になってくれるかもしれません（医療ドラマ・漫画で研修医を師長がサポートする場面は「あるある」ですよね）。

また、詳しくは次回82ページで論じますが、特定の看護師と対立関係やトラブルになった際にも良き仲介人として働いてくれます。看護師さんは集団性・秩序志向性・序列志向性がありますから、**師長からの指導ということであれば必ず従います**。一方で、あなたが対立する看護師に、いかに正論を振りかざしたとしても、**集団と**

序列に属さないあなたの意見には全く耳を貸してくれないでしょう。当然です。

　もう少し言い換えるなら、師長さんの心証が悪いと、研修生活をスムーズに送る上で**かなり大きなビハインド**になります。人間は、とどのつまり感情で生きる動物です。あなたが看護師長をないがしろにしていれば、それは自然と病棟内の雰囲気で伝わります。師長さんは大人ですから、当然表立ってあなたをいさめることはありませんし、その立場・権限がないことも熟知しています。

　しかし、もう一度思い出してください。病棟という国家のなかで、多数派を占めるのが看護師集団です。師長は、そのトップに君臨します。**師長を敵に回すということは、国家の多数派集団を敵に回して生きていくということを、しっかりと理解してくださいね**（ニッコリ）。

N）看護師さんの名前と看護記録を押さえろ！

　N は NAME（名前）と NURSING RECORD（看護記録）です。

　看護師さんをしっかり名前で呼んでいますか？ 忙しくて、「あの、すみませ〜ん」とか、「看護師さん、ちょっといいですか〜」とか呼び掛けていませんか？

　名前で呼ぶということは、**その人を一人の人格として尊重しているというサイン**です。名前で呼ばれてうれしくない人はいませんし、日々の小さな変化を観察するプロの看護師さんは、そのあたりの配慮ができるかどうかをよく見ています。「お、この先生はちゃんと

名前で呼んでくれているな！」と。

　ポイントは、**会話中に「意識して」名前を入れる**ということです。名前を呼ぶ習慣がないうちは、本当にかなり意識しないと名前を呼べませんから、この時期にしっかり習慣化しましょう。

●名前を呼ばない例

鈴本先生〜。この頓用指示なんですけど、1日何回までですか？

佐藤
看護師

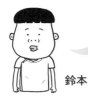
鈴本

あ〜、これ1日3回までですね。指示書き換えます。

●強引に名前を呼ぶ例

鈴本先生〜。この頓用指示なんですけど、1日何回までですか？

佐藤
看護師

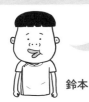
鈴本

あ〜佐藤さん、これ1日3回までですね。指示書き換えます。

最初は意識して、強引なくらい名前を呼ぼう！

　もう一方の看護記録です。皆さん、担当患者の看護記録、読んでますか？

指導医の 3 行カルテは熱心に読んでいるけど、看護記録はあんまり読んでいないんじゃないですか？

　指導医クラスになると、忙しすぎて看護記録の隅々まで目を通す時間がありません。そこに実はフラストレーションを感じている看護師さん、結構いるんじゃないでしょうか。

　皆さんはまだひよっこドクターです。経験も技術もないくせに、「看護記録なんかいちいち読んでるヒマねーし」という**プライドだけ指導医クラスなやつは、確実に嫌われると思いましょう。**

　むしろ、1 年目の研修医は指導医と担当看護師の橋渡し、コーディネーターのようなポジションを取ると、うまくいくんじゃないでしょうか。

　そういう視点で見ると、実は看護記録は情報の宝庫なんですね。研修がぐっと面白くなりますよ。ここでは、看護師との関係構築のために重要な読み方として、2 つのポイント (1) 日々の看護に共感し承認すること、(2) 看護師から医師に向けた隠されたメッセージを読み解くことについて具体例で紹介しましょう。

看護記録
筑波太郎　68歳　男性
S：「やっぱり硬いご飯は美味しいねえ」と笑顔で話す

鈴本

佐藤さん、筑波さん、ご飯美味しく食べてるみたいね！

ね〜！良かったです！
（私の記録、読んでくれてるんだ！）

佐藤
看護師

　一見小さい、けど当人にとって大きな健康への働きかけが看護の醍醐味！　そこに共感・承認しよう！

看護記録
筑波太郎　68歳　男性
S：奥様が面会中に「今の病気についての説明は以前受けたんですけど、やっぱりいろいろ心配で。私も正直どうしたら良いか分からないんです……」と言いながら涙を流していた

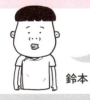
鈴本

佐藤さん、あの筑波さんの奥さんの件、記録読んだんですが、どんな感じでしたか？

あ、ありがとうございます。奥様も、頭では分かっているんだけど、まだ気持ちの整理がついていないっていう印象でした。

佐藤
看護師

研修医のための　人生ライフ向上塾！　073

鈴木
うーん、そうかー。指導医の先生と、今後のインフォームドコンセントについて、もう一度相談してみます！

ありがとうございます！
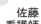

佐藤
看護師

看護記録には医師への隠れたメッセージがあることも。橋渡しのチャンス！

M）小さな親切が効いてくる！

さあ、最後のMはMINOR KINDNESS（小さな親切）です。

こんな英語あるのかどうか、英検4級の僕には分かりませんが、頑張ってゴロ合わせ作ったんですよ！

看護師さんが患者さんをベッド搬送しているときに、ちょっとだけ手伝う。エレベーターのボタンを代わりに押す。採血スピッツのシール貼りをちょっとだけ手伝う。**小さいほど、見えないほど、良いんです！**

先ほど、看護師は「医学でなく、看護が専門である」、「看護の本質は『手助け』である」と書きました。看護師さんは普通の人は見逃すようなところへの小さな手助けをすることにやりがいを感じます。

ですから当然、皆さんの小さな手助けも見てますし、うれしいん

です。ただ困ったことに、医者って手助け下手なんですね（苦笑）。結構これまでの人生、親とか周りの人にちやほやされて手助けされてきた人が多いですから。

研修医の先生にも「それは医者の仕事じゃないでしょう！」と批判されそうですな。まあ、気持ちは分かります。でもね、これだけはぜひ覚えていてください。

「人間はとどのつまり感情で生きる動物である」ということを！

さて、小さな親切を行う上で大きなポイントがあります。それは「言う前にやる」ということです。小さな親切は、言ってからやろうとすると、必ず遠慮されます。最初は多少おせっかいくらいから始めて、ホントにおせっかいに思われたら調整していきましょう。

（看護師が患者さんを搬送しているのを見て……）

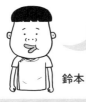
あ、僕も手伝いますよ！
鈴本

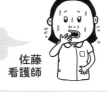
いえいえ先生、大丈夫です！すみません！
佐藤看護師

そうですか……。
鈴本

「言ってからやる」と、遠慮される。

（看護師が患者さんを搬送しているのを見て……）

鈴木

……。（スッとベッドの端を持つ）

あ、先生、ありがとうございます！でも大丈夫ですよ、私たちの仕事なので！
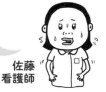
佐藤
看護師

鈴木

ああ、そうですか。じゃあ、そこのエレベーターまで。何階ですか？

3階です。ありがとうございま〜す。

佐藤
看護師

言われる前に、やる（でもおせっかいにはならないように）。

　さあ、TNMを意識して、楽しい病棟研修ライフを送りましょうや！

リピートアフターミー！

◎ 看護師さんと仲良く働くコツはTNM！
◎ TはTOP！看護師長との関係を大事に！
◎ NはNAME（名前）とNURSING RECORD！
　名前で呼んで、看護記録を押さえよう！
◎ MはMはMINOR KINDNESS！
　小さな親切を大切に！

はい、おつかれさまでした。

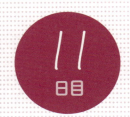

ガチでバトったときの3S！
（看護師対応 トラブルシューティング編）

悩める研修医の皆さんこんにちは！

さあ、看護師さんとのコミュニケーションについて偉そうにつらつらと書いてきましたが、かくいう私も悲しいかな、日々バトルしながら、そして恐らくは今日もバトルしつつより良い関係を学んでいるのです。ここからは、トラブルシューティング編です。残念ながら、解剖生理を理解し、適切な初期対応を行っても、物事に「急変」は起こり得るんですね。

11日目では、今日から使えるトラブルシューティングの3Sを覚えてください！その3Sとは、**「謝罪」「師長」「損得感情」**です！

（1）謝罪──小トラブル対応の基本「先に謝る！」

そもそも、人間関係のトラブルは10：0でどちらかだけが悪いというケースはほとんどありません。喧嘩両成敗よろしく、5：5、6：4、7：3というケースがほとんどです。

しかも、人間って自分には甘いですから、大抵、「7：3で相手が悪い！」って思うじゃないですか。そういうときは大体**五分五分**です。

「いや、お互い様っすよ？　まあ、半々っすかね」って思ってるときは、**もう３：７で自分に非がある可能性濃厚です。**さあ、謝罪しましょう！

　幼稚園のときも、ケンカしたら、先生に「２人とも、ごめんねっていおうね！」って言われましたよね？　そして、先に言ったほうが褒められましたよね！　さあ、○○ちゃん、先にごめんね、いえるかな？（○○にはあなたの下の名前を入れましょう）

　え？「それでも、それでも、どうしてもあいつには謝りたくない」って？　う～ん、せんせい、こまったなあ（苦笑）。

　じゃあ、○○ちゃん、そういうときは**夜空に向かって、「これも患者さんのため、医学の発展のためなんだ……。やむを得ない……」ってつぶやいてみようよ！**

図1　医師‐看護師間トラブル後のストレス反応経過

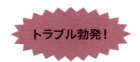
トラブル勃発！

| ～24時間 | **興奮期**
怒りに満ち、相手を敵視している段階。闘争・逃走反応全開。
脳内思考「あいつマジなんなんだよ！うぜー！〇ね！」 |

| 24～48時間 | **熟考期**
興奮が収まり、事実関係を少し冷静に見られるようになる。葛藤が残ることも。
脳内思考「確かに、俺も悪かったかな……。でも、いや、しかし……」「もしかして、俺の勘違いかなあ……。でも、いや、しかし……」 |

| 48～72時間 | **実行期**
トラブルから時間が経ち、お互いストレス反応は収束している。謝罪のチャンス！
脳内思考「これも医学の発展のため……！」 |

| 72時間～ | **忘却期**
トラブルそのものを忘れようとするか、忙しくて考える暇がなくなる。問題を蒸し返すことが嫌になる。ただ、相手への嫌悪・苦手意識だけが残る。 |

48～72時間後に謝罪がベター

　では、いつ謝罪するのが良いのか。**プロ看護師トラブラー**の私が出した答えは、「2日以降、3日以内に謝罪する」というものでした。なぜ時間を置くのが大事なのか？　有効な謝罪のためには、お互いがクールダウンする時間が必要なんですね。

例えば、その日のうちとか、あまりに早く謝りすぎると、自分も相手もまだ興奮期にあり、かえって関係を悪化させることもあるからです。自分も空腹だったり、相手も夜勤明けだったりとコンディションも悪いかもしれませんしね。いったん寝かせることが大事！

もちろん、トラブルの規模によって時間経過は変わります。ただ、少なくとも相手が興奮期にないこと、そして空腹でないことを確認しましょう。謝罪内容は、**「あのときは、すみませんでした」**の一言で、ひとまずは十分です。いろいろと理由をこねるとかえって問題を蒸し返すことになるので注意！（しかしこんなこと書いてる俺、どんな人生歩んでるんだよ……）。

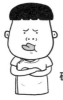

……佐藤さん、さっきはすみませんでした。（ぶぜん顔）

研修医

あー、はいはい（目も合わせず）

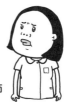

佐藤看護師

（なんなんだよコイツー！ こっちがせっかく下手に出て謝ってんのによー！！ もう絶っ対謝らねぇ！ ○ね!!）

研修医

お互い興奮期に謝ると余計火に油を注ぐことも！

また、3日以上寝かせてしまうと、図1の忘却期に入り、「もう今さら謝るのはどうよ？」「相手も忘れてるんじゃ？」と自分に言い訳をし始めてしまいます。お互いうまくクールダウンした隙間のタイミングに謝罪しましょう！

(2) 師長に相談

　大抵の問題は謝罪でうまくいきますが、中には9：1、8：2で相手が悪いケースもあるでしょう。こういったケースは、当然こちらが謝罪してもうまくいきません。それどころか相手が正しいと認めてしまい、増長してしまっては困ります。こういった場合は、師長の仲介が必要になります。

相談は基本密室、1対1で

　師長さんは管理業務、現場業務でとても多忙ですから、突然相談されても時間を取れません。午前にアポを取り、午後に相談くらいの感覚で臨みましょう。理想は比較的時間が取れ、お腹が満たされている昼食後です。ナースステーションなど衆人環視下はもってのほか！ 師長室など、個室で相談しましょう。

　原則は1対1での相談ですが、同じようなトラブル経験のある同僚や、トラブル現場を見ていた同僚がいればぜひ同席をお願いしましょう。こちらの人数が多いほど説得力も増しますし、交渉にも有利に働きます。

トラブル相手を主語にせず、自分を主語に事実を伝える

　持って回った言い方で分かりにくいかもしれません。下の例でい

えば、「佐藤さん（仮名）が私につっかかってきた」というのがあなたから見た事実かもしれませんが、どうでしょう？ 相手を主語にすると、内容的にどこか相手を非難しているように見えませんか？

　師長さんだって看護師ですし、師長さんにとって佐藤さんはかわいい部下、親にとっての子どもです。「佐藤さんを非難する＝看護師全体を非難している」と思われても困ります。今回の相談は、あくまで「トラブル」のシューティングです。

　つい感情的にはトラブルを起こした相手を非難する言い回しをしたくなります。でもそこはぐっとこらえて、トラブルの客観的な事実と、それに対する自分の感情を報告するようにしましょう。

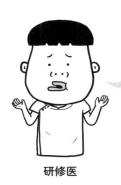
研修医

実は、3日前の○時頃、日勤リーダーの佐藤さんと○○のことで口論になりまして……。
正直私もその日は興奮して、売り言葉に買い言葉で応酬しちゃったんです。あの後もいろいろ考えたのですが、結局あのとき○○について佐藤さんにどう対応したら良かったのか、分からなくて……。

あくまでも「トラブルの事実」と「私」を主語にした悩み相談の体で！

研修医のための　人生ライフ向上塾！

(3)「損得感情」で「困ったさん」から離れる!

　「損得感情」は、私の造語です。損得勘定を感情に当てはめるんですな。つまり、「損得で人と付き合え!」

　これは医師、看護師などの特定職種に限った話ではないんですが、**世の中には一定の割合で「絶対に分かり合えない困った人」が存在します**。私は「**困ったさん**」と呼んでいます。私の体感値では5％以下、20人に1人以下でしょうか。あなたの病棟に20人の看護師さんがいるとすれば、もしかしたら1人くらい「困ったさん看護師」がいるかもしれません。

　ナニナニ?「うちの看護師は半分以上『困ったさん』ですよ!」って?あー、それはむしろ**あなたが「困ったさん研修医」の可能性が高い**ですな。

　謝ろうが、師長挟んで指導してもらおうが、「困ったさん看護師」には通じません。常識が通じないんですね。しかしなぜ、「困ったさん」に私たちは困らされるのか?それは「困ったさん」は私たちの感情を揺さぶるプロだからなんですよ!

　困ったさんに因縁付けられると、「**こいつ、マジふざけんなよ!どう見たって俺が正しいだろ!**」と**ガンコ親父**のようになるか、「**またあの人になにか言われたらどうしよう……**」「**私が間違っているのかな……**」と**おどおどするお母さん**のようになっちゃうんですね。

　最終的には「困ったさん」1人に、アタマの中全部を一日中支配

されちゃいます。いやー困ったことです。

　しかしながら、この感情が芽生える背景には、そもそも他者との関係を「正しい」のか、「間違えている」のかで考える、正誤感情（これも私の造語）があると考えます。

　皆さん勉強得意ですから、正誤判断は大得意なんですね。でも、絶対に分かり合えない**「困ったさん」に正誤判断は、無意味**です。それどころか、どんどん問題をややこしくしてしまいます。そういうときこそ、こちらもあえて非常識になり、「損得で人付き合い」するのが大事なんですよ。さあ、逃げましょう！　離れましょう！　損切り損切り！

　あらあら、ここまで読んだ、そこの清楚なお嬢ちゃん、「そんな、人に対して損得で切り離すとか考えるのは、汚らわしい！」て顔してまんなあ。お嬢ちゃん、いいお医者さんになれそうや(ニッコリ)。

**　でもなあ、覚えときいや、そもそも大人の人間関係ってな、み〜んな、損得なんやで（ゲス顔）。**

正誤感情と損得感情の違い

正誤感情
「私が間違ってるの？」
「それとも相手が間違ってるの？」
「この問題の正しい解決策は？」

損得感情
「この人に、これ以上自分の資源（時間や労力）を割くのは、自分にとって得だろうか？いや、損だ」
「あの人のことを考えたり、この問題に悩むこと自体が損だ」
「もうこれ以上損しないようにしよう。損切りや」
「関わると気持ちがネガティブになって損するから、できるだけ関わらないようにしよう」

絶対に分かり合えない人には「心の20％ルール」を！

　はい、さらに造語きましたよー！いくら「困ったさん看護師」とはいえ、医療チームのメンバーです。全部無視していては業務も回りませんし、「完全無視する」というのはかえって相手を意識してしまっていることであり、余計アタマを支配されます（いやー困った！）。

　そのときは、80％は関わらず、20％だけ関わる「心の20％ルール」をお勧めします。**言い換えると、「困ったさん看護師」との付き合いはこれだけでいいのです。**

「困ったさん看護師」への「心の20%ルール」

(1) 挨拶は必ずする
(2) 医療のためにコミュニケーションはちゃんと行う（患者さんに不利益は絶対に被らせない）
(3) それ以外は不要

さあ、看護師さんとトラブった時の対応、これでみなさん大丈夫ですか？

リピートアフターミー！

◎ トラブったときは3S！「謝罪」、「師長に相談」、「損得感情」！
◎ 「謝罪」はお互いクールダウンしてから、シンプルに！
◎ 「師長に相談」は、相手の言動否定ではなく、あくまでも「トラブルの事実」と「私」を主語にした悩み相談の体で！
◎ どうしても分かり合えない困ったさんは「損得感情」で離れる！
◎ 挨拶と医療コミュニケーションだけ行う、「心の20％ルール」で関わろう！

はい、おつかれさまでした。

クラッシャー上級医って、パワハラでしょ？
（問題のある上級医対応入門編）

悩める研修医の皆さんこんにちは！

さあ、12日目は研修医の間で持ちきりの一大トピックといえる、「クラッシャー上級医対応」について伝授していこうと思います。最初に言っときますけど、これは研修医の職域メンタルヘルスにおけるかなり深刻な問題です。

ただ、メンタルヘルスの専門職としてこのトピックを取り上げるのはいささか勇気がいるんですね。研修医側からみれば誰もが知る「よくいる問題のある上級医」の話になりますが、一方で上級医側からみれば、「本当にそんな医者がいるのか？むしろその研修医の資質に問題があるではないか？」とみられることもあります。また、メンタルヘルスの有識者からみれば、「なぜそのような新しい造語が必要なのか。パワハラとして捉えればいいのでは？」とみえてしまう。

それぞれの意見は、どれも間違っていません。間違っていないのですが、視座の違いによって、起きていることの解釈が変わってしまうのですね。後述しますが、これがさらに問題をややこしくしています。

本書では読者対象である研修医の視座に立ち、彼ら彼女らの実践的なストレス対処という目的を達成するために、あえてパワハラではなく、クラッシャー上級医という造語を採用しました。

そのあたりの経緯を、まずは「そもそも、クラッシャー上級医って何よ？」というところからＱ＆Ａ方式で掘り下げていきます（**ワイ、ホンマはすんげーねちっこいんや！**）。

Q　そもそもクラッシャー上級医とは？

A　私はこの問題自体は、広義の職場いじめ、嫌がらせ、**パワーハラスメント**と考えています。被害者の研修医が感じた心身の苦痛を「クラッシュ」と表現し、その加害者を「クラッシャー上級医」と捉えています。

Q　そんなにいじめる人っているの？
　　研修医側の受け取り方の問題では？

A　そのためには、そもそものいじめの定義の変遷を説明しなければなりません。実は「いじめ」の定義は歴史的にもこれまで大きく変遷してきています[1]。ただ、昨今のいじめ研究における定義として共通認識とされているものはあって、**客観的事実にかかわらず、いじめられている側の「いじめられている」という主観的被害感情を重視する点**です。

図1　いじめの定義の変遷（参考文献1より抜粋）

昭和61年度からの定義
この調査において、「いじめ」とは、「(1)自分より弱い者に対して一方的に、(2)身体的・心理的な攻撃を継続的に加え、(3)相手が深刻な苦痛を感じているものであって、学校としてその事実（関係児童生徒、いじめの内容など）を確認しているもの。なお、起こった場所は学校の内外を問わないもの」とする。

※いじめ防止対策推進法の施行に伴い、平成25年度から以下の通り定義されている。

「いじめ」とは、「児童生徒に対して、当該児童生徒が在籍する学校に在籍しているなど当該児童生徒と一定の人的関係のある他の児童生徒が行う心理的または物理的な影響を与える行為（インターネットを通じて行われるものも含む）であって、当該行為の対象となった児童生徒が心身の苦痛を感じているもの」とする。なお、起こった場所は学校の内外を問わない。

　私は、クラッシャー上級医についても、同じ立場で問題意識を持っています。つまり、第三者や組織からみて「クラッシャー上級医」がいるかいないかという客観的事実は問題とせず、ある研修医の「クラッシャー上級医（職場いじめの加害者）によって心身に苦痛を感じている」という被害感情を優先して取り扱うということです。当然、上級医の悪意や故意性の有無は問いません。

Q　では、なぜ「クラッシャー上級医」などという新しい造語が必要なの？　職場いじめ、パワハラ問題でいいのでは？

A　研修医にとって、パワハラはとっても分かりにくいんです！ 厚生労働省はパワハラの定義について、下記の通り述べています[2]。

> 職場のパワーハラスメントとは、同じ職場で働く者に対して、職務上の地位や人間関係などの職場内の優位性を背景に、**業務の適正な範囲を超えて、精神的・身体的苦痛を与える又は職場環境を悪化させる行為**をいう

――参考文献2より引用、**太字**は筆者による

　太字部分がパワハラ問題解決で最もネックとなる箇所なんですよ！つまり、「指導」と「パワハラ」の線引きです。そんなことって、本当に心身に苦痛を感じている被害的立場が判断できるでしょうか？特に研修医のような新人社会人で、そもそも業務自体の経験が乏しい立場であり、かつ、非常に高度な知識と経験、社会的責任を求められる業種においては、**その指導が「業務の適正な範囲か、範囲を超えているか」なんて判断しようがないんじゃないですか！？**以下の図をご覧ください。民間企業に勤務する人でも、過半数が線引きは難しいと感じているようです。

図2　パワーハラスメントが起きた時に対応が困難だと感じること
（参考文献2より一部改変）

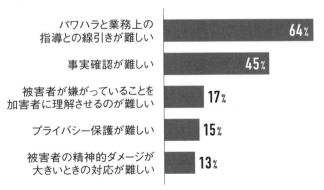

※1　「使用者の職場環境配慮義務に関する実態調査」（東京都労働相談情報センター、平成18年2月）を基に作成。本調査は、都内に所在する従業員規模30人以上の3000事業所に調査票を送付し、954事業所から回収。

※2　本調査では、「パワーハラスメント」を「職場において、職務上の地位や影響力を背景に嫌がらせをすること」と仮に定義して実施。

そして、この線引きは、病院や診療科のレベル、あるいは様々な世代が属する集団で本当に共通認識を持てるものなのでしょうか？残念ながら、私には多くの組織で構造的に難しいと思います。

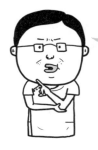
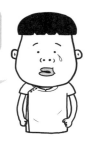

患者死ぬところだったぞ！バカ野郎！

すみません……

　これはパワハラでしょうか？　業務範囲の指導でしょうか？　研修医のあなた、どう思います？　大学教授のあなたは、どう思います？　みなさんの職場できれいに線引きできますか？　ぶっちゃけ、できないっすよね？　あ〜、ストレス。
　しかも厚生労働省によると、パワハラはさらに以下の6つの類型に分けられるようです。

パワハラの6類型（参考文献2より引用）
(1) 身体的な攻撃（暴行・傷害）
(2) 精神的な攻撃（脅迫・暴言等）
(3) 人間関係からの切り離し（隔離・仲間外し・無視）
(4) 過大な要求（業務上明らかに不要なことや遂行不可能なことの強制、仕事の妨害）
(5) 過小な要求（業務上の合理性なく、能力や経験とかけ離れた程度の低い仕事を命じることや仕事を与えないこと）
(6) 個の侵害（私的なことに過度に立ち入ること）

どうですか？ 問題をできるだけ包括的に網羅しようとするのは、確かに良識的だと思います。しかし、この定義によって損なわれたものがあると私は考えます。それは、「パワハラが直感的に理解できなくなってしまった」ということなんですね。

皆さんだって、これまでの情報を踏まえた上で、以下のような対応はできますか？

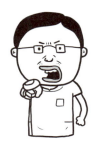

バカ野郎！お前、辞めちまえよ！もう何もさせらんねえよ、お前には！毎晩遊びまくってるからこうなるんだよ！

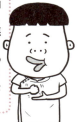

なるほど……これは明らかに「同じ職場で働く者に対して、職務上の地位や人間関係などの職場内の優位性を背景に、業務の適正な範囲を超えて、精神的・身体的苦痛を与えるまたは職場環境を悪化させる行為」、つまりは「パワハラ」！しかも、(2) 精神的な攻撃と、(6) 個の侵害を組み合わせつつ、今後の (3) 人間関係からの切り離しと (5) 過小な要求を暗にほのめかしている……。事実を記録し、しかるべき窓口に相談だな……。

絶対できません！ こんな研修医がいたら、医者よりもプロハンター試験の受験[3)]をお勧めしますよ！！ **あんたの問題把握＆解決力、クラピカ級だよ！！**

入り口としての「クラッシャー上級医」

そのため、研修医が問題を直感的に理解し、把握しやすいように、入り口としてのキーワードとして、「クラッシャー上級医」という概念を提唱しました。

リピートアフターミー！

◎ クラッシャー上級医の本質はパワハラ！
◎ その一方で、研修医がパワハラと直感的に理解することは現実的にとても難しい！
◎ 「クラッシャー上級医とどう向き合うか」という切り口のほうが分かりやすい！
◎ 筆者、さてはHUNTER×HUNTER好きだな！

【参考文献】
1) 文部科学省「いじめの定義の変遷」
2) 厚生労働省「職場のいじめ・嫌がらせ問題に関する円卓会議　ワーキング・グループ報告　参考資料集」
3) 冨樫義博『HUNTER×HUNTER 1（ジャンプコミックス）』（集英社、1998年）

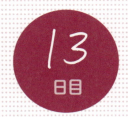

13日目 真面目ちゃん研修医が上司に壊される！
（問題のある上級医対応現場編）

悩める研修医の皆さんこんにちは！

いよいよここからはすっきり、クラッシャー上級医問題について毒づいていこうや！！！ ワイも気合い入りまくりやで！！ ゴゴゴゴゴゴゴ……

「もうこれで終わってもいい……だから……ありったけ（の全研修医の怨念）を……」

↑ゴンさん並みに気合いの入る筆者。

さて、まずは手っ取り早く、事例を見てみましょう。

● **クラッシャーによる指導事例（対応失敗例）**
　ある朝──。
上級医の加藤先生（仮名、以下加藤）　藤本先生、よろしくね。さっそく、患者さんの佐藤さんについてだけど、<u>先生ももう、医師免許を持った立派なドクターですから、ぜひ自分で診察して、検査や診断、治療についていろいろと考えてみてください</u>[1]。それを基に、またお昼に話し合おう！ じゃあ、僕はこれから外来行くんで！
研修医の藤本先生（仮名、以下藤本）　はい、分かりました！（あ、なんかいい先生に当たったかも？ ラッキー）

（その後11時50分、外来診察室にて……）

藤本 （あ、加藤先生の外来終わった！）加藤先生、今よろしいですか？

加藤 うん？ ああ、どうしたの？

藤本 あの方、○○病かと思いまして、それで……

加藤 ○○病？ っていうか、診断の前に、まずは診察所見について教えてよ。

藤本 あ、はい、まず、バイタルが……

加藤 いや、バイタルとかいいから（あざけるように）。重要な所見だけでいいよ。[2]

藤本 （え？ そんなこと言われても、何が重要かが分からないのに……）○○が△△で、□□が……

加藤 もういいや、メモ見せて。

藤本 あっ。（メモを取られる）

加藤 （メモをざっと見ながら）□□徴候は確認した？

藤本 □□徴候ですか？ あの……（え〜っと、聞いたことある。何だっけ……思い出せ……）

加藤 あの……じゃなくてさ、確認したかって聞いてるんだから、YESかNOかで答えればいいことでしょ！？ それ以外の回答様式ないじゃない！ 一体何に悩んでるの？ [3]

藤本 あ、はい、すみません。まだ確認していませんでした。

加藤 □□徴候とか、常識でしょう [4]（大きなため息を漏らす）。参ったな……最近、本当にレベル下がったよなぁ。まあいいや。

藤本 それで、診断としては、第一に○○病を考えました。鑑別に……

加藤 いや、だから□□徴候も確認しないで、診断も何もないじゃない！

藤本　はい、すみません…（だって、自分で考えてみろって、それを基に話し合おうって言われたから……）。

加藤　もういいや。まずはもう1回しっかり診察してよ（電子カルテを見ながら）。あとさ、仮オーダーされた検査も全部メチャクチャ。全部僕のほうで出し直しておくから。[4]

藤本　はい、すみません…。

加藤　（はあ。ほんと、ローテ研修医の指導はやんなっちゃうよ。余計な手間増えるし、その割に組織への帰属意識は低い。学生の延長みたいな奴らが多すぎ！）[1]

藤本　（はあ、私ダメだ……）

加藤　次回はさ、ちゃんと考えてプレゼンしてね！先生ももう医者なんだから！[1]

藤本　はい、すみません…（もうイヤ……）。

　さて、どうでしょうか。特にどことは言いませんが、高い論理的思考力と速やかな決断力を求められる某科の先生には、こういった先生、多いですよね〜！

　さあ、この上級医の特徴を見てみましょう。

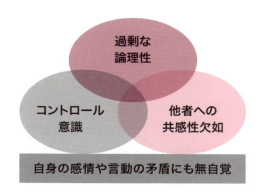

クラッシャー上級医の4徴

1）過剰な論理性

　クラッシャーの特徴は過剰なまでに論理的に追い詰めてくるところです。

　診療科長や上司が「ちょっと彼は若手に厳しいよな……」という印象を持っていても、その論理的思考力から臨床力や一芸に秀でており、組織にも貢献しているため、上からはあまり表立って注意されることはありません。

　64ページで看護師さんの特徴として、集団性、秩序志向性、序列志向性を提示しました。医者の場合はこれらが相対的に弱いため、**クラッシャーが組織内で幅を利かせてしまい、被害を受ける研修医は孤立したまま迫害される構造になりがち**です。困ったもんですな。

2）物事の手続きや、結果をコントロールしたがる

　物事の手続きや、結果そのものをとにかく自分の思い通りにコントロールせずにはいられない人なんですね。自分の正しさを疑うことはありません。（会話文［**2**］、［**3**］、［**4**］参照）

　また、表向きオープンマインドで研修医の主体性を促す雰囲気を醸し出していながら、最終的な結論に対しては自分の思い通りでないと気が済まない**ダブルスタンダード**を持っている人も多くいます。真面目な研修医ほど混乱し、**うなぎ漁のごとくどんどん追い詰められます。**

図1 クラッシャー上級医のダブルスタンダード

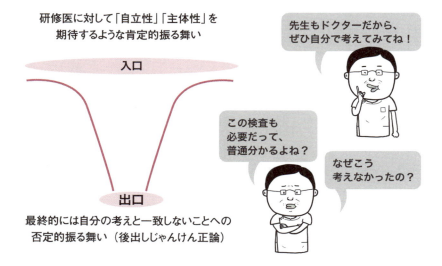

3）相手の感情には無頓着で、メンタルヘルスには全く興味ない

「他者の情緒に共感しよう！」なんて考えは持ち合わせていません。自分の言動で相手がどのような感情になるかなんぞ知ったこっちゃありません。それよりも、「は？ 私、何か間違ったこと言った？ 言ってたら訂正するよ？ さあどこ？」と、過剰なまでに論理に支配されています。当然、メンタルヘルスの問題になど無頓着です。なんなら、**「精神科医は医者じゃない」と、平然と豪語する人さえいます。**

4）自身の感情や言動の矛盾にも無自覚

ここがミソです。人間はとどのつまり「感情で生きる動物」、「感情が論理より優先する生き物」で、「多くの矛盾を抱えた生き物」です。これは人間理解のための非常に重要な出発点だと思います。しかし、クラッシャーはその点に無知・無自覚であり、むしろ「自

分は感情的な振る舞いや、矛盾した言動など徹底的にしていない」ことを見せつけようとし、さらに過剰に論理的であろうとします。**これがクラッシャーの、一番タチが悪いところ！！**

　先ほどの会話をもう一度見てみましょう。上級医の加藤先生は一見論理的に振る舞っていますが、［1］の文章を読み比べると、何かおかしなことに気付きませんか？

　言葉では、「藤本先生は一人前の医者である」と言って、論理的な一貫性を保とうと努めています。しかし、感情面では、「所詮学生気分の半人前」の認識なんですね。つまり、残念ながら、論理の前に、「今のローテ研修医はどうせ学生気分の半人前で困ったもんだ」という**そもそもの感情がアタマを支配しています。論理もそれを後追いし、後づけで研修医を否定し、支配する言動になってしまっています。**

　論理的思考力に自信のある人だって、実は多くの矛盾やダブルスタンダードを抱えているんですが、本人は自分の論理的思考力に絶対の自信を持っていますから、その矛盾に気付きようがないんですね。アタマのいい政治家が不祥事を起こしたとき、誰が聞いてもびっくりするようなトンチンカンな論理を持ち出すことがあるのにも似ています。さあ、あなたが藤本先生だったら、クラッシャー加藤先生とどのように関わっていきますか？

　真面目で人との関わりが熱心な研修医ほど、真正面から関わってしまい、図2のような悪循環になってしまいます。いやー、ヤバいヤバい！！

図2　クラッシャー上級医と真面目ちゃん研修医の悪循環

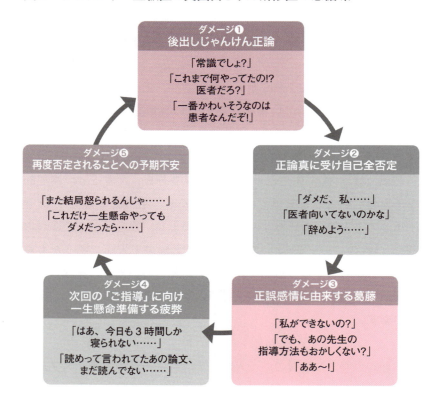

リピートアフターミー！

◎ 筆者、本当にHUNTER×HUNTER好きだな！

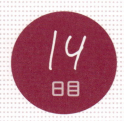

14日目 「絶対にすべらないお伺い」3原則！
（問題のある上級医対応実践編①）

悩める研修医の皆さんこんにちは！

さて、前回は藤本先生が上級医の加藤先生にコテンパンにクラッシュされる場面を見ていただきました。そして、クラッシャー加藤先生側の問題として、**(1) 過剰な論理性、(2) 物事の手続きや、結果をコントロールしたがる、(3) 感情やメンタルヘルスに無頓着、(4) 自身の感情や言動の矛盾にも無自覚**——といった要素を取り上げましたね。

しかし、78ページにも書きましたが、多くの人間関係トラブルには「10対0でどちらかだけが悪い」ということはめったにありません。当然ながら、藤本先生のお伺いの立て方にも、落ち度があるんですね。

あらあら、そこのお嬢さん、ご不満そうなお顔ですな。「あんなクラッシャーに当たったら、誰だって嫌になりますよ！」って？

まあ、気持ちは分かります。でもね。こちとら、数多の魑魅魍魎と渡り合ってきた百戦錬磨でっせ！必勝法を伝授しまんがな！

皆さん、エビデンスだとか論理だとか、これまでの20年で培ってきた知恵は全部捨て去ってください。成功するお伺い立ての3要素はTTK！「立場」「タイミング」「気分」です。

お伺いの立て方は「理屈」じゃない！「立場」「タイミング」「気分」が全て！

さて、クラッシャー上級医の加藤先生にどのようにアプローチすればいいのでしょうか。まずは、人生ライフ向上塾！首席研修医であるヒソカ、じゃなかった、鈴本先生のアプローチをご覧いただきましょう。

● **クラッシャーによる指導事例（回避例）**
　ある朝——。
上級医の加藤先生（仮名、以下加藤）　鈴本先生、よろしくね。さっそく、患者さんの佐藤さんについてだけど、先生ももう、医師免許を持った立派なドクターですから、ぜひ自分で診察して、いろいろと検査や診断、治療について考えてみてください。それを基に、またお昼に話し合おう！じゃあ、僕はこれから外来行くんで！
研修医の鈴本先生（仮名、以下鈴本）　はい、分かりました！（なるほど、彼は無駄なコミュニケーションを嫌い、かつ結論を急ぐタイプだな……。しかも、話し合いのタイミングについて、こちらの同意を得ずに決定するコントロール意識。厄介だな……♣。どれどれ、まずは診察して、その後に一度優しそうな先生を探して、チェックしてもらおう……♦）

鈴本　（あ、加藤先生より先輩的な立場の山下先生だ、チャンス！）山下先生、今ちょっとよろしいですか？
医局でくつろいでいる山下先生（仮名、以下山下）　ああ、鈴本先生だっけ？どうしたの？
鈴本　実は、加藤先生と患者さんを受け持つことになりまして……

山下　ああ〜、加藤先生か〜（苦笑）。いや彼ね、悪い男じゃないんだよ。ただね、アツいからね〜。大変でしょう？

鈴本　そうなんですか〜（やはり！**ヤツはクラッシャーになり得る♥**）。どうしよう……今日昼に打ち合わせするんですが……（メモをチラ見せする）。

山下　どれどれ……（メモを見ながら）。まあ、診断と鑑別は悪くないよ。合ってんじゃない？ただね、**アイツ絶対「□□徴候、診たか？」って聞いてくる**から、それ診といたほうがいいよ。

鈴本　なるほど〜（あぶないね〜！地雷踏むところだった♠）。先生、お忙しいところすみませんがもう1点だけ！検査項目についてもご教示いただきたいのですが……。

山下　（電子カルテを見ながら）あ〜、これじゃダメだね（笑）

鈴本　え？

山下　いや、別にね。医学的にはこれでも問題ないんだけど、加藤はね、検査項目にちょっとこだわりがあるんよ。看護師に**「加藤セット」**って何ですか？って聞いてみればいいよ。

鈴本　ありがとうございます！

鈴本　（さて、「加藤セット」について情報を収集するか。その上で、**加藤セットから項目をいくつか外しておこう……♥**）

（その後13時00分、医局にて……）

鈴本　加藤先生、後でお時間頂戴したいのですが……。

加藤　うん？（昼食後で少しまどろんでいる）何、今でいいよ？

鈴本　佐藤さんのアセスメントなんですけど、たまたま山下先生からもご指導いただけまして、それを基にまとめてみました。[1]

加藤　ああホント？　山下先生、すみません。お時間割いていただいて……。

山下　ああ、別に大したこと言ってないから（笑）

鈴本　診察所見と診断、鑑別についてこちらにまとめました（A4用紙を1枚差し出す）。

加藤　ふ〜ん……（読みながら）。で、□□徴候はどうだった？

鈴本　陰性でした（**ここは即答で♥**）

加藤　うん、じゃあ、いいんじゃないの。検査はなに出した？

鈴本　実は検査で悩んでまして……。ぜひご指導いただきたいのですが……（電カルを見せる）。

加藤　……採血項目は足りないな。○○と△△、あと、□□も追加して。

鈴本　はい！（メモを取り出し、速攻で書き留める）ありがとうございます！（狙い通り……♦）

　さあ、どうでしょうか。藤本先生と、本塾首席研修医の鈴本先生の**予後**を分けたのは何でしょうか？理屈ではありません。ずばり、**「立場」「タイミング」「気分」**なんですね。

先に高い「立場」からご指導いただき、間接的にマウンティングをする！

　鈴本先生は加藤先生と直接対決する前に、加藤先生より上級的立場である山下先生にコンセンサスを得ました。こうなると、加藤先生としては内容がどうであれ、否定することが非常に難しくなります。もしかしたら、内心では「ここ抜けてんじゃん、山下先生の指導は甘いな〜」とぼやいているかもしれませんが、山下先生も一緒にいる環境ではなかなか表立って反論しづらいものです。

クラッシャーは、論理性とコントロール性を併せ持ち、それによって下級的立場をいたぶります。しかし、その性質を裏返してみれば、上級的立場にはしっかりとスジを通す性向があります。そこを利用して、こちらも間接的にマウンティングをかけましょう。ただし、直接的表現で他の先生にアドバイスを求めた事実を伝えると、かえってヘソを曲げる狭量なクラッシャーもいるので、表現は注意が必要です（会話文［1］参照）。さわやかに、マウンティングをかけましょうね。

> ●さわやかな間接マウンティングの例
> 「教授からは既に指示を**いただいてしまった**のですが……」
> 「すみません、**先ほど慌てて**病院○○マニュアルを読んだのですが……」

「タイミング」と「気分」の絶対禁忌は「HALT」！

　HALTとは、「Hungry」「Angry」「Lonely」「Tired」の頭文字です。もともとはアルコール依存を再発しやすいタイミングの語呂ですが、これはお伺いにも当てはまります。

　先ほどの、藤本先生の事例をもう一度見てみましょう。彼女は加藤先生が「外来後で心身疲れているとき」、「診察室で1人」、「昼食を食べる前」という状況に特攻してしまいました。これでは加藤先生がぶち壊したくなるのも無理はありません。

　お伺いを立てるタイミングのベストは昼食後です！　もし一緒に昼食を食べる際は、そこで情報を小出しにしながら相談していくの

も重要なテクニックです。

また「Lonely」、つまり、クラッシャーと密室で1対1で対することも避けなければなりません。第三者がいる場所、できればクラッシャーより上級的立場が同席している環境でお伺いを立てましょう。また、性差別意識が強いクラッシャー（女子に甘い男性指導医や、男子に甘い女性指導医）の場合、**クラッシャーお気に入りの研修医にもそれとなく同じ環境にいてもらう**などの配慮は効果的です。

リピートアフターミー！

- ◎ 上級医へのお伺い立ては、TTK！
  論理やエビデンスなんかより、「立場」、「タイミング」、「その時の気分」が100倍大事！
- ◎ タイミングはHALTが禁忌！
  昼食後や、昼食中に小出しにしよう！
- ◎ 筆者、本当にHUNTER×HUNTER好きだな！（2回目）

15日目 クラッシャーに悩んだときの5原則！
（問題のある上級医対応実践編②）

悩める研修医の皆さんこんにちは！

さて、前回は当塾首席研修医である鈴本先生の華麗なるクラッシャー回避をご覧いただきましたね。クラッシャー上級医対応も今回が最終回です。最終回に悲しい事実を申し上げなければなりません。ぶっちゃけ、皆さんがあそこまで到達するには、最速で**5年**はかかるんですよ。幼少時からクラッシャー対応の**ギフト**（天賦の才）に恵まれ、クラッシャー対応業界では「神の子」と言われた私ですら時間と経験を要しました。

しかもですね、最終回にもなって身も蓋もない事実を言っちゃいますと、とにかくクラッシャーというのは十人十色、百人百色ですから、正直、類型化には限界があるんですな……。「想定外」「あり得ない」を想定し、対応するのが予防医学者の仕事ですが、やはりモノには限度ってものがあります。世の中にはホントにあり得ないクラッシャーがわんさかいるんです。

私が実際に相談を受けたクラッシャーの例を挙げましょうか。

ケース1

研修初日に、乳腺エコーの所見を書けと言われた。できないと、「なんでできないんだ！」と激怒された。

ケース2

　学術的な関心があるという理由だけで、患者さんの**心電図を毎週土日に取るよう指示された**。しかも心電図を取った頃には興味を失っていたのか、**結局放置**された。

　どうですか？ ほぼ**芸術といってもいいほどの心の折り方**をするクラッシャーが実際にいるんです。しかも、決して低い頻度ではありません！

　しかしクラッシャー対応という**暗黒大陸**[1]を制するには、悲しいかな、あまりにも人の生は短すぎますし、人の力ははかなすぎます。皆さん、潔く諦めてください。皆さんはぜひ、真っ当で日の当たる医療人生を歩んでくださいな。

実践！基本対応5原則！

　さあ、その上で、今回はBLSともいうべき、今日から生かせる最低限の基本原則を学んでいきましょう！

　基本5原則は、「**レッテル貼り**」「**悪口＆憐れみ**」「**損得感情**」「**脇腹空け**」「**同期と発散**」です！！「レツあく（悪）、そんとき（損得）わ、きどう（脇、同）」＝「**劣悪、そん時は起動！**」という語呂で覚えましょう！

1）「クラッシャーだ！」とまずはレッテル貼りしよう！

　第一にレッテル貼りです。おやおや、そこのお嬢さん、さっそく

顔が引きつってまんなあ。これまで私たちは、他人に対して「偏見や先入観を持っちゃ駄目！」「安易にレッテルを貼らない！」と教え込まれてきました。確かに、美しく優しい世界ではそれが大事なんですが、クラッシャー暗黒大陸ではそんなヤワな考え、一切通じませんぞ。

 90ページで、「パワハラは研修医にとって直感的に分かりにくい」という話をしましたよね。実はこの分かりにくさこそが、ストレスの正体でもあるんです。つまり、問題が不確実であればあるほど、人は問題そのものよりも、その不確実性に痛めつけられてしまいます。しかしそこに「クラッシャー」という名前を入れて、分類をして**問題が「分かる」だけでも、ストレスは半分くらい楽になるんですよ。**

 問題が解決しなくとも、「ああ、あいつはクラッシャーだな」とレッテルを貼るだけで、自分のなかで整理されます。しかも、**原因を相手に帰属することで、原因を自分に帰属させないようになります。**普段なら絶対あってはならない考えですが、クラッシャー対応にはとても大事なんですよ！　**非常識な考え方の相手には、こちらもあえて非常識な考え方に！**　これが対応の基本理念です。

2）悪口&憐れみ　「まあ、かわいそうな人だよね」

 上司の悪口・愚痴の効用については次回をご参照くださいね。ここでは、悪口に「憐れみ」を組み合わせることで、さらに楽になる方法を探ります。いくつかの例を紹介しましょう。

● **憐れみの例**

「なんかでもさー、俺、逆に一周しちゃって、あの人かわいそうに見えてきたよ」

「でもさ、あの人、いろいろとコンプレックスありそうだよね……」

　なぜ憐れむのが大事なのか？自分の気持ちというのは、実のところ自分でもよく分かっておらず、**自分の言動を基に推し測っているに過ぎない**んですね。これは自己知覚理論（self-perception theory）[2]といいます。

　つまり、「憐れみ」をまずは言葉で表現することによって、実際あなたにはクラッシャーを慈しむ、憐れむ気持ちが芽生えてきます。そうなればしめたもの！ 信仰などにも通じるかもしれませんが、**慈愛に勝る自衛はありません**。クラッシャーとの関わりが少しだけ楽になるでしょう。

3）「損得感情」で付き合う！

　これは、以前に困ったさん看護師への対応でも書きましたね（84ページ参照）。「相手が正しいか？」「自分が間違ってるか？」「この問題の正しい解決策は？」といった正誤感情にとらわれない！とにかくネガティブな気持ちになったり、**身体が不快な反応を示しているのであれば、関わりを最低限にする**のです。人間関係は放射性物質にも似ています。つまり、とにかくクラッシャーに曝露する時間を最小限にしましょう！物理的に**距離**を置きましょう！1対1で応対せず、**遮蔽物**（クラッシャーの先輩、お気に入りの研修医）などを挟んで対応しましょう！コミュニケーションは挨拶と、適切な医療を行う上で最小限のものに留めましょう。あとは不要です。

4）脇腹のガードをあえてがら空きにして、
　　相手の思い通りに打たせる！

　これは少し説明が必要ですね。「脇腹のガードをあえてがら空きにする」とは、お伺いを立てるときや指導、カンファレンスなどの際に、**あえて「ツッコミどころ」を残しておく**という高等テクニックです。詳しくは、前回の鈴本先生の採血オーダーをもう一度見てみてください（107ページ参照）。

　クラッシャーは基本的に論理的なツッコミ大好き、物事のコントロールが大好きですから、その特性を利用し、**意図的にツッコませて早めに溜飲を下げさせる**んですね。

　しかも、こちらもツッコまれるのは想定内ですから、心理的ダメージはあまりありません。しっかりと腹筋を固めて、来たるボディブローに備えましょう。そのためには睡眠と食事が大事！ 勝負の前にはぐっすり寝て、美味しいものを食べて英気を養いましょう。**レジュメは、どうせ何を書こうが、感情的に気に入らなければ後出しじゃんけん正論で散々ツッコまれるので、テキトーでいいのです。**

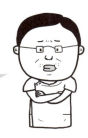

「□□炎の疑いって、どういうこと？ 根拠は？」
「△△△病と△△症候群って併存するの？次回までにまとめてきて」

プロブレムリスト
＃1　○○病
＃2　△△症候群
＃3　□□不全
＃4　△△△病
＃5　□□炎の疑い

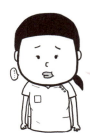

「はい、すみません…」
（あれだけ準備したのに……。やることがもっと増えるなんて、もう無理……）

「□□不全を見逃してるだろ！」
「次回までに直してこい！」
（まったく、できないヤツだ！医者失格だ！）

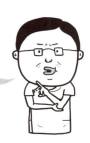

プロブレムリスト
＃1　○○病
＃2　△△症候群

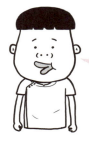

「はい、すみません…」
（ま、想定内やな）

5）同期と発散！

さあ、クラッシャーからのきつーいご指導が終わったら、その日は同期と食事や飲みに行きましょう。自虐ネタを挟みつつ、ユーモア交じりに笑顔でその日を終えましょう！

ここまで実践できるようになると、クラッシャーからの「ありがたいご指導」が、飲み会の「格好のネタ」になってきます。少しずつクラッシャーとの関わりにワクワクが芽生えてくる……かも！？

同期との発散の望ましい例

「今日、カンファ後に『お前みたいなやつが医者だと思うと吐き気がする』って言われたわ（笑）」
「お、心身症かな？（笑）」
「俺も言われたわ、医者失格って」
「もう、うちの研修医10人くらい医者失格になってんじゃね？」
「あんたが指導医失格だって、誰か言ってやれよ」
「まあ、ヤツもヤツでいろいろあるんでしょ。しょうがないよ。許してやれって（憐れみ）」

図1　5原則を生かしたしなやかなクラッシャー対応

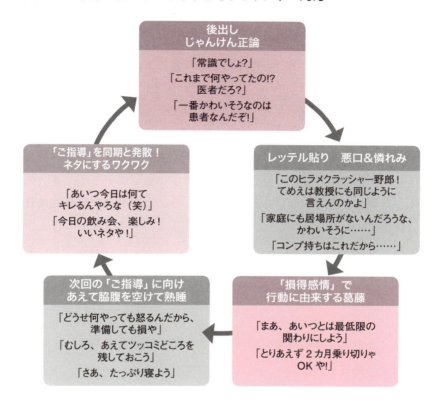

終わりに〜クラッシャー上級医との関わりは、いつか必ずあなたの糧になる〜

　さて、4回にわたるクラッシャー上級医特集はいかがでしたか？最後に少しだけいい話をして締めましょう！読者の中には、今まさにクラッシャーに苦しんでいる研修医の先生方もいらっしゃるかもしれません。しかし、その経験は必ず生きます！

　第一は、「反面教師」としての経験です。孔子の言葉に、「三人行

えば必ず我が師有り。其の善き者を択びてこれに従い、其の善からざる者にしてこれを改む」というものがあります。自分にとって良からぬ師からも、「こうならないようにしよう」と思えば、良い師につく以上に大きな学びを得ることができます。

　第二に、後々になって振り返ると、実は「とても良い師だった」と気づくこともあります。クラッシャーの言い方ややり方は厳しいかもしれませんが、後々になって「実は大事なことを、真剣に教えてくれていたんだな……」と思うこともしばしばあるものです。先輩から真剣に指導を受けられる機会というのは、やはり研修医時代の特権です。

　とはいうものの、日々慌ただしい中だと、正直なかなか気づけないもんですが（苦笑）。

　ひとまずは心身の健康を第一にして、同期と愚痴りながら、研修ライフを楽しく乗り切っていきましょうや！

リピートアフターミー！

◎ クラッシャー上級医対応の基本は、「レッテル貼り」「悪口&憐れみ」「損得感情」「脇腹空け」「同期と発散」!!「劣悪、そん時は起動！」で乗り切ろう！

◎ 筆者、本当にHUNTER×HUNTER好きだな！（3回目）

【参考文献】
1) 冨樫義博『HUNTER×HUNTER 32（ジャンプコミックス）』（集英社、2012年）
2) L. Berkowitz『Advances in Experimental Social Psychology Vol.6』（Academic press、1972年）

16日目 上司の愚痴・悪口ガイドライン

　悩める研修医の皆さんこんにちは！毎度おなじみ人生ライフ向上塾のお時間がやってまいりました。
　さて、今日は「愚痴・悪口」の話し方を勉強していきましょう！今回は特に初学者を意識して入門編である**問題のある上司の愚痴・悪口**の話し方をテーマにしました。

　あらあら、そこのお嬢さん、びっくりしなさんな。愚痴・悪口というのは、まさに同期などの信頼できる他者を巻き込んだ情動発散！研修を生き残る上でと〜っても大事なストレスコーピング（対処法）なんですよ。
　21ページでも、同期との情動発散の必要性について書きましたよね。前回も、クラッシャー上級医対応として「悪口」を挙げました。どうですか？皆さん同期と愚痴や悪口、できてますか？え、できてない！？なんだなんだ、ほらしっかり！BLSの胸骨圧迫くらい、**「絶え間ない愚痴」**を心掛けていきましょう！嫌な上司のこと愚痴って、悪口言って、盛り上がりましょうよ。僕くらい熟練すると、**口を開けばすぐ教授の悪口が飛び出すようになるんです。習慣が大事！**

タブー視され続けたストレス発散としての愚痴・悪口

　しかし、我が国ではストレス発散としての愚痴・悪口がタブー視されてきました。なぜでしょうか。その主因は、愚痴という言葉の響きにあるんじゃないでしょうかね。だって、「愚」と「痴」ですよ？「バカ」×「バカ」って言ってるようなもんじゃないですか。

　でもね！こんなね！言語の恣意性にね！みなさん惑わされちゃダメですよ！（ここ、サンボマスターのボーカルくらい熱く脳内再生）

　だって、英語に直せば「complaint」ですよ。コンプレイント！やだ、ちょっとカッコいいじゃないですか！これなら僕も今日から**正々堂々プロフェッショナル・コンプレイナー**って名乗れますよ！さあ、今日からユーもエモーショナルにコンプレイントしようぜ！

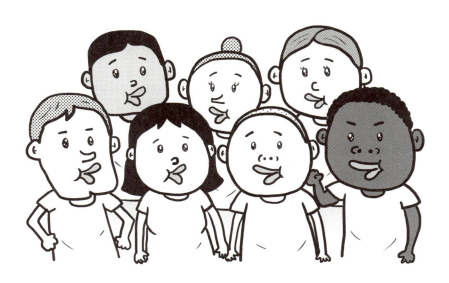

研修医は情動発散が下手！

　もちろん、私だって万人に「愚痴れ！」って言うわけではありません。既に愚痴っぽい人は OK！ **だいたい年取ると愚痴っぽくなるので、年取ってる人は OK！** でも若い研修医の先生方って、愚痴が下手なんですね。井奈波らによる研究[1]を基に、1年目研修医のストレス対処法の点数を以下に示しました。

表1　1年目研修医におけるコーピング（対処法）特性簡易尺度の素点平均（出典：参考文献 1）

	男性 (n=50)	女性 (n=41)	全体 (n=91)
積極的問題解決	10.2 ± 1.9 (5〜12)	9.2 ± 2.5 (3〜12)	9.8 ± 2.2 (3〜12)
回避と抑制	6.6 ± 2.4 (3〜12)	6.8 ± 2.2 (3〜12)	6.7 ± 2.3 (3〜12)
気分転換	7.4 ± 2.4 (3〜12)	7.3 ± 2.3 (3〜12)	7.4 ± 2.3 (3〜12)
視点の転換	7.7 ± 2.0 (4〜12)	7.9 ± 2.4 (3〜12)	7.8 ± 2.2 (3〜12)
問題解決のための相談	8.9 ± 2.4 (3〜12)	9.2 ± 2.6 (4〜12)	9.0 ± 2.5 (3〜12)
他者を巻き込んだ情動発散	4.1 ± 1.5 (3〜8)	4.9 ± 2.0 (3〜11)	4.5 ± 1.7 (3〜11)

コーピング特性簡易調査票（影山らの18項目）を用いて調査した。困ったこと、悩みなどに出会ったときにとられることが多い対処法を自分が行うかどうかを、「（その対処法では）解決しようとしない」を1、「解決しようとする」を6とした6段階で回答。この回答から、影山らの方法に基づき表にある6尺度の素点を算出した。各尺度の素点の最小値は3、最大値は18。

見てください！みんな「積極的問題解決」は大好きですけど、「他者を巻き込んだ情動発散」が全然ダメなんですよね。特に男子はしっかりしましょうよ。「愚痴っても、悪口言っても、別に問題が解決するわけじゃないし……無意味じゃん？」って思ってませんか？

　情動、つまり喜怒哀楽のなかでも、「喜び」や「楽しさ」、「哀しみ」に比べて怒りの表現は意外と押し殺しがちになります。その一方、ストレス因によって訪れる感情の代表って、怒りなわけですよ。怒りを押し殺して、いつか心身に不調を来したり、問題行動を起こすなんてことになってほしくないんです。

　寺山修司に至っては、「一日一怒！　この言葉を、私は同時代人のための『時代訓』にしたいと思う」とまで語っています[2]。なんと清々しい！もっと僕らは怒っていいんだ！

　さあ、皆さんも今日からは同期と、日々の怒りをありのままにぶちまけましょう！イメージは、某・雪の女王が一人で氷ぶちまける感じです。**さあ、愚痴・悪口をぶちまけましょう！レリゴ〜♪**
　ってあれ？まだ乗りきれないですか……。う〜ん、ここまで言っても、愚痴オンチのみなさん方には難しいようですね。BLSのように、ガイドラインがないとどう愚痴っていいか不安ですか？安心してください。作りましたよ！

研修医のための　人生ライフ向上塾！

図1　嫌な上司の愚痴・悪口基本方針 (筆者による)

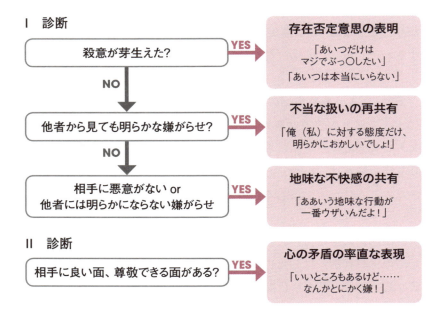

　私なりの方針をかなり本気で、真面目に作ってみました。しょっぱなから**「殺意」にドン引き**する気持ち、分かりますよ。でもね、ありのままの自分を出すと、そうなるんですよ。

　皆さんもしかして、「殺意」と「殺害」をごっちゃにしてませんか？吉本隆明は「殺意は正常な感情であり、殺害は異常な行動である。両者にはあまりに大きな隔たりがある」と言っています[3]。私も同感です。そもそも芽生える感情は論理に先行しますから、感情自体の芽生えはコントロールできません。行動を理性でコントロールできていればいいんです。**要は指導医殴らなければOK！**

え、そこのお嬢さんは絶対殺意なんか湧かないって？分からないですよ？**突如芽生える**かもしれませんから、準備しておきましょうね。

また、以下は私なりの愚痴・悪口の5大理念です。

1）論理と感情の矛盾を率直に表現する

これが**愚痴の基礎**です。愚痴や悪口が苦手な、アタマの良いドクターの多くが、「発言には論理的一貫性がないといけない」という硬い信念にとらわれています。しかしそもそも悲しいかな、人間は矛盾を抱えた存在なんですよ。アタマに浮かんだ矛盾だらけのセリフを、そのまま表現してみましょう。

心の矛盾を率直に表現した、模範的な上級医の愚痴例

- あの先生、**頭も良くて、言ってることは正しい**んだろうけど、なんかむっちゃ嫌い！
- **忙しい中で指導してくれているのは分かる**んだけど、あの言い方がとにかく嫌なんだよ。

太字：論理、赤字：感情

2）愚痴・悪口にはユーモアを忘れずに！

上級者はぜひ、みんながゲラゲラ笑える愚痴・悪口を目指しましょう！ お笑い芸人さんたちのひな壇トークって、実際はほとんどが愚痴と悪口なんです。なのにスカッと笑えるのはプロの技！ 見習いましょう。自虐的なユーモアも、自分と問題を切り離す有効な作

用がありますよ[4)]。

3）悪口は当人へのサービスである！

　なぜ悪口を言うか。それはつまり「当人の存在が自分にとって大きいんですよ」と認めているからなんですね。寺山修司の言葉[2)]を借りるなら、悪口は言われるほうが常に主役であり、言う側が常に脇役である宿命を背負っています。「あなたは私の世界における主役の１人ですよ」と、認めているわけです。

4）愚痴・悪口は言葉で吐いてその場限りが原則！
　　SNSなどへのテキスト投稿はNG！

　愚痴・悪口はフェイストゥフェイスの会話中に織り交ぜましょう。SNSやブログなどの文章に起こすのは原則NGです。ユーモアや書き方によほどの自信があれば別ですが、基本お勧めしません。

　NGなのはなぜか？　酒席などでの「会話としての愚痴・悪口」と、テキストデータに起こした「文章としての愚痴・悪口」にはニュアンスに大きな差がでます。それに会話と異なり、受け手のリアクションを想定できないので、どう思われているか分からないんですよ。だから**僕も意外とこの本、気を遣って書いてるんですよ。そんなに殺気立てて読まないでくださいな。**

　相手方を匿名にすれば大丈夫？　いやいや、SNS、ブログは匿名で記載したとしても、関係者など見る人が見れば、「あ、あの人のこと書いてるな（察し）」と丸分かりになるものです。リスク高いですよ。また、関係ない人から見ても、知らない人の愚痴・悪口なんてなんにも面白くありません。むしろ不愉快ですからやめましょう。

5）最後に雑なフォローを！
　「まあ、なんだかんだ良い人なんだけどね！」

　悪口の締めには**雑にフォロー**しておきましょう！ あくまでも愚痴・悪口は明日から相手と頑張っていくためのストレスマネジメントですから。後腐れなくすっぱりと締めましょう！さあ、愚痴・悪口、今日からしっかりできそうですか？

最後に実践練習しましょう！リピートアフターミー！

◎ なんなの？このバカの糞本！
　特に今回は最悪だわ。え？ そりゃときどきは良い事書いてるよ？ でもね、今回のは俺、ダメだわ。なんかもう、受け付けないわ。
（心の矛盾の率直な表現）

◎ なんかさ、あいつの文章って、ところどころ行間に「ほら俺、俯瞰して物事見てるでしょ！ドヤァ！」みたいな感じがすげー出てるじゃん。そういうのがさ、ビミョーに滲み出てきてさ、イライラするんだよ！
（地味な不快感の共有）

◎ ああいうエビデンスもないことばっかべらべら言うやつにホント医者名乗ってほしくないよなー。早くあいつ消えねーかなー……。
（存在否定意思の表明）

◎ ……まあ、なんだかんだ言いつつ、結局最後まで読んでるけどね！**（雑なフォロー）**

【参考文献】
1）井奈波良一，他．日職災医,2009;57:161-7.
2）寺山修司『両手いっぱいの言葉—413のアフォリズム』（新潮社、1997年）
3）吉本隆明、糸井重里『悪人正機』（新潮社、2004年）
4）V・E・フランクル『夜と霧——ドイツ強制収容所の体験記録』（みすず書房、1985年）

17日目 仕事のストレスを減らす！先輩とのかかわり5箇条

悩める研修医の皆さんこんにちは！

クラッシャー上級医対応の後は、先輩との関わり方も書いておきましょう。今日のテーマは、原点回帰ともいうべき、「研修医のストレスマネジメント」です。たまにはまともなこと言わないと、相手にされなくなりますからね。さて、そもそもなぜ私が研修医のストレスマネジメントに興味を持ったのでしょうか？その根拠が、Job demand-control-support model（Karasek, Johnson & Hall）です。

仕事のストレス3要素は、デマンド、コントロール、サポート！

仕事のストレス研究の古典として、Karasekによる Job demand-control model があります[1]。私たちは仕事のストレスというと、「単なる忙しさや仕事量（デマンド）」にばっかり着目しがちですよね。そこにKarasekは一石を投じます。「ちょ、待てよ！確かにさ〜、ライン工とかの人はそうかもしんねーけどさ、管理職とかはそんな単純じゃなくね？違くね？」と思ったわけです。

そこで、Karasekは仕事の権限や決定範囲（コントロール）との組み合わせで**仕事は高ストレスにも、アクティブな挑戦にもなり得**

ることを示しました。

　さらに1988年、JohnsonとHallは社会的サポートの重要性にも着目し、このモデルを補強します[2]。Job demand-control-support modelという画期的なモデルが構築されるわけです。

図1　Job demand-control model（参考文献1を基に筆者作成）

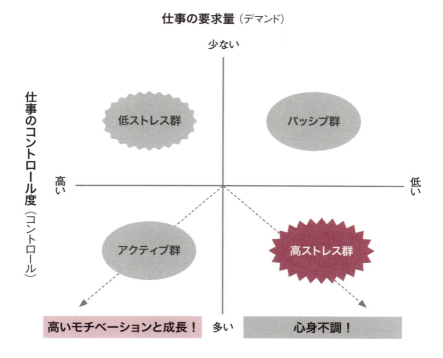

　どうですか？ これを見れば、なぜ皆さんより忙しい先輩ドクターが日々生き生きと働いていて、皆さんがしんどくてだるーいのかが、分かりますよね？

研修医のための　人生ライフ向上塾！

3年目以降のドクターの多くは、デマンドも多いがコントロールも高い「アクティブ群」に属しています。一方皆さんはどうでしょう？きつーい科を回ってるときは、「高ストレス群」で心身に不調を来しかねないですし、ゆるい科のときは「パッシブ群」に属し、モチベーションや成長実感を感じにくい。いやー困ったもんですよ。

研修医という、コントロールに恵まれない仕事

　研修医のメンタルヘルスに関わると、上の先生からよく言われるんですよね〜。「全くさ〜、俺らのほうが長く働いてんのに、なんであいつらのほうがつらそうなの？」「今の研修医なんてさ、俺らのころより恵まれてるじゃん！」。いやー、言いたくなる気持ちは分かるんですよ。デマンドだけ見れば、確かに上級医の方がはるかに多いんです。

　でもね、仕事のコントロールはどうでしょうか？研修医って、基本的に、あらゆるものにコントロールされている生き物なんですよねえ。新しい科の雰囲気、上級医のムード、看護師からの視線……。基本的に、とにかくあらゆる空気を読み、空気に支配されている のが研修医なんです。そのバランス感覚たるや、**シルク・ドゥ・ソレイユも真っ青**ですよ！

図2　いろいろとコントロールされるシルク・ドゥ・研修医

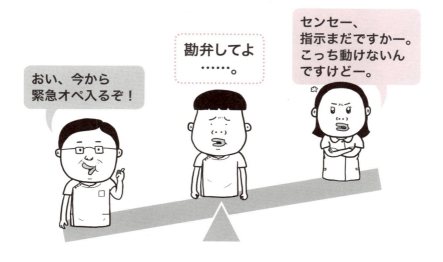

> **まずはサポートしてもらう！
> その先にあるコントロール UP！とデマンド DOWN！**

　しかし泣き言ばかり言っていてもしょうがありません。今日から仕事のストレスを低減する方法を考えていきましょう！ そのために最も手っ取り早く、効果的なのが**「社会的サポート」を増やしていく**ということです。ホンットーに当たり前に思えることですが、いろいろな人を支え、そして支えてもらうことが仕事のストレス低減の第一選択なんですわ。

　これまで、2日目では「同期と仲良くしよう！」、10日目では「看護師さんと仲良くしよう！」と提案してきましたよね。今回は、先輩医師と仲良くする5箇条を紹介しましょう！

> **先輩医師との関係構築 5 箇条**
>
> 1）始業終業、先に挨拶する
> 2）一緒に昼食を食べる
> 3）教わったことを実践したら、すぐに良い報告をする
> 4）イケてる先輩にはいろいろ教わる
> 5）イケてない先輩は先に褒める、感謝する

1）始業終業、先に挨拶する

　挨拶は人間関係の基本中の基本です。これは、何度でも言いますよ！ホント忙しくてテンパってくると、医者って挨拶しなくなりますからね。挨拶は一仕事！目を合わせて、挨拶、挨拶！

2）一緒に昼食を食べる

　先輩との関わりはタイミングが大事です。人が最も気を許すタイミングの一つが、食事中なんですね。日々の診療のちょっとした悩みや、相談などは、このときにしましょう。人間関係は、もらいっぱなしはダメです。先輩医師は先輩医師でいろいろな悩みを抱えています。渡り鳥の研修医は、**どうせすぐいなくなるので格好の愚痴聞き相手**になるんですね。先輩のお悩みも聞きましょう！

3）教わったことを実践したら、すぐに良い報告をする

　日々の研修で診療に関するアドバイスをもらうことは多いでしょう。どうですか？アドバイスもらいっぱなしになってませんか？もらったものは、感謝でお返ししましょう！医者の冥利は、他者に与えること、そして感謝されることに尽きます！感謝は 1 週間経ってから言われてもうれしくありません。やったその日、遅くとも翌

日に伝えましょう！

リピートアフターミー！

> ◎ 先輩に言われた通り、○○してみたら、良くなりました！

4）イケてる先輩にはいろいろ教わる

　先輩のなかに、あなたの憧れとなり得るイケてる人はいますか？いるならそれは大チャンス！どんどん教えてもらいましょう！人間にとって、そもそも何かを教えることというのは気持ちいいことなんですね。特に、**イケてる先輩は頼られることが大好きですし、教えたがりな人が多い**ですから、お互いのために、どんどん教えてもらいましょう！教わることはwin-winなんやで！

5）イケてない先輩は先に褒める、感謝する

　光あるところに闇があるように、イケてる人がいれば、もちろんイケてない人もいます。イケてない先輩から、ピントがずれたアドバイスをいっぱいされて困ってる人はいませんか？これも実は大きなジレンマなんですよね。

リピートアフターミー！

> ◎ イケてない先輩ほど暇なのでアドバイスが多く、イケてる先輩ほど忙しいのでアドバイスがもらいにくい！

　なぜこのような悲しい逆転現象が起きるのでしょうか。かなり身も蓋もない理由の一つとして、イケてない先輩の承認欲求があるで

しょう。イケてない先輩は普段上級医からあまり褒められないため、その分後輩から尊敬されたがっており、感謝されたがっているんですね。その手続きとしてアドバイスが多くなってしまうんです。ですから、こちらも早いところ報酬を与えていい関係を作りましょう！**先にどんどん褒めて、感謝する！そうすれば余計なアドバイスは減ってきます！**

　さあ、最後に実践練習しましょうか！リピートアフ……
「鈴木先生！ありがとうございました！」
　え？ちょ、ちょっと！ほら、最後にリピ……

「いやー、いっつも、ホント面白いっす！！
　最高っす！」
「すみません、ちょっと病棟から呼ばれたんで、
　失礼します！！」

　ちょ、待てよ！まだ終わってないぞ！おーい！

　……おーい！！

【参考文献】
1) Karasek R. Admin Sci Quart.1979;24:285-308.
2) Johnson JV,et al. Am J Public Health.1988;78:1336-42.

補講コラム ❷

筆者、愚痴らなくなった!?

　さんざん本書で「愚痴」の有用性について書いておきながら、そういえば最近私は愚痴らなくなってしまいました。といっても私が急に人間的に素晴らしくなったわけではありません。いくつかの要因があって、結果的に愚痴らなくなったのだと思います。

　まず、「30代以降になってから、個人として成果を出すのではなく、組織を率いて成果を出す場面が圧倒的に増えたこと」があります。リーダーが部下や目下の人について愚痴るほど情けない行為はありません。なぜなら、それは指導的立場である自分のマネジメントの問題なのですから。また、キャリアを積むことで自然と上司的立場は減っていきますので、自然と上司の愚痴機会も減ってきたのでしょう。

　二つ目に、「そもそも愚痴るほど他人と接触していない」ということもあります。飲み会の類は、時間とエネルギーと健康の無駄。よほど行きたいものを除き一切参加しませんし、誘われなくなりました。孤独な時間が増えれば、当然愚痴れません。

　ここからは推測ですが、もしかしたら、私も徐々に若い人や周囲から愚痴られたり、悪口を言われる側の人間になってきたのかもしれません。プライベートであまり人と話さないので、推測にすぎませんが（笑）。

　だとしたら、これは光栄なことです。私は誰かの世界において無視できない主役の一人になっているのかもしれません。野村克也は、「35歳を超えて敵がいないということは、人間的に見込みがないことである」との名言を残しました。つまり、30代からは、「見えない誰かから愚痴られ、悪口を言われる」ステージを目指すべきなのです。自分が関わるべき対象になんらかの貢献や介入をするとき、同時に、相対的な剥奪感を覚える見えない他者が必ず存在します。その存在を想像する力も必要ですが、大きな何かを成し遂げるにはその想像を振りほどく勇気も必要です。

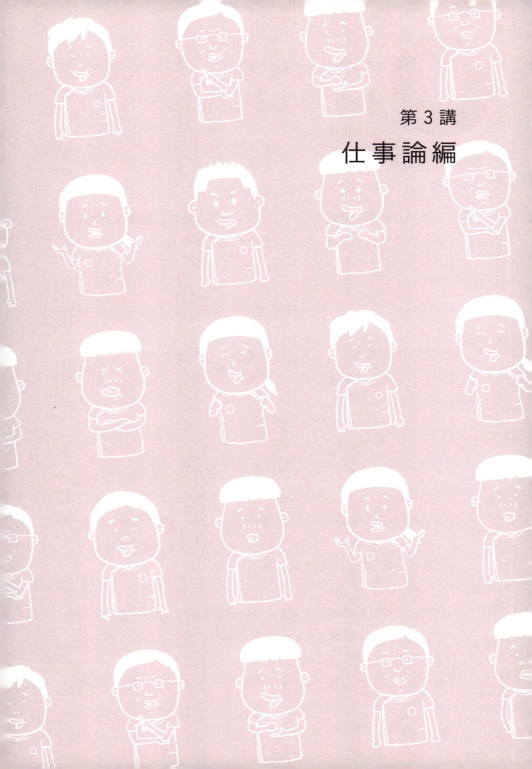

第3講

仕事論編

18日目 デキレジの前に、ちゃんと働くフツレジになれ！

　悩める研修医の皆さんこんにちは！ここからは、職業人として長くよく働いていく方法、いわゆるキャリアを考えていこうと思います。初回のテーマは「デキレジ」にしてみました。

　デキレジ。

　声に出してみると、なんかくすぐったい言葉ですな。みなさん、デキレジ目指して頑張っていますか〜！！

　（シーン……）

　……え？「こんなおバカ本読むやつに、デキレジ志向はいない」って？いやいや、いるやろ！むしろ本書は意識高いデキレジしか読んでないはずや！なあ？……え？違うの？ほら、絶対学年にいたでしょ？「ST○Pとか、イヤー○ートは認めん！」「教科書はハリソンと朝倉のみ！」みたいな意識高い系の方々が！

　さて、そもそもこのデキレジという言葉はどこから生まれてきたのでしょうかね。**5分くらい**一生懸命調べてみたところ、最もヒットする文献としては、津川友介先生らによる「デキレジ」シリーズがあります。しかし残念ながら、肝心のデキレジについての明確な

定義は書かれていないんですね。同書はチーフレジデント（チーレジ）とデキレジ、ヤバレジの会話で話が進み、チーレジがレジデントの対応について適宜評価する構成になっています。また、「レジ力判定チェックシート」なるものがたびたび出てきて、臨床現場における適切な初期対応を読者に問いかけます。

そのあたりの文脈を踏まえた上で、本書内では、デキレジとその対義語であるヤバレジの定義を、以下のように定めます。

デキレジとは、1）を満たし、かつ2）または3）を満たす研修医である
1) 1人以上の上級医から「こいつはデキるな！」と思われる初期（救急）対応、臨床推論をしたことがある（これを、デキレジエピソードとする）
2) 1）のエピソードに一貫性と継続性が見られる
3) 1）の一貫性、継続性は確認されていないものの、日常生活の観察から一貫性と継続性が見込まれている

ヤバレジとは、Ⅰ）を満たし、かつⅡ）またはⅢ）を満たす研修医である
Ⅰ) 1人以上の上級医から「こいつはヤバいな！」と思われる初期（救急）対応、臨床推論をしたことがある（これを、ヤバレジエピソードとする）
Ⅱ) Ⅰ）のエピソードに一貫性と継続性が見られる
Ⅲ) Ⅰ）の一貫性、継続性は確認されていないものの、日常生活の観察から一貫性と継続性が見込まれている

……とまあ、このように定義するとですね。デキレジ、ヤバレジとは多分に「主観的、相対的」な存在であることが分かりますな。つまり、当然なことかもしれませんが、「8000人の研修医全員がデキレジになることはあり得ない」し、逆も然りです。

　多くの研修医、だいたい80％の中間層はいくら頑張ろうが、**「デキレジでも、ヤバレジでもない、フツレジ」として上級医に認識されます。**

「仕事がデキる」ってどういうこと？

　しかしまあ、デキるって言葉もなかなか多義的な言葉ですよね。我々は何をもって、「デキる！」なんて言われるわけですかね。いや〜、一度でいいから格闘漫画みたいに思われたくないっすか？

ぼくがかんがえたさいきょうのデキレジ

教授　まさか、こいつ…ワシの全盛期より……デキる！？
医局長　あり得ない…こいつの臨床力は一体……！（汗ダクダクー）
病院長　なぜだ…あの手さばき……似ている…「あのお方」に……（涙ボロー）。
不敵な笑みを浮かべるワイ。
ワイ　ほっほ、うれしいのう……この時代にも理解（わか）る者がおったとは。なかなかデキるの、おぬしら。おっと、儂もこの世界では一介の研修医じゃった。失敬失敬。

「仕事ができる」とは？その問いに答えるために、そもそも「働くとは何か？」ということを考えましょう。私は**働くことの本質とは、「傍（はた）を楽にする」こと**にあると考えます。つまり、自分が関わる周りの人々をいかに楽にしてあげるかということですな。楽にするとは、精神的または、身体的、時間的、経済的に成果を上げるということです。

働いたことは、自分が評価するものではない！
他者が評価するものである！

　ですから、働いたことは自己評価するものではありません。**他者が評価した成果が全て**です。研修医という立場は、どうしても自らが評価すること（つまり、やりたいこと）をやれば、それを成果だと勘違いしてしまいがちですが、違いますぞ。残念ながら、それらは**自己満足**です。

　ときどき、「働くことが趣味」という言い回しをする方もいますが、私は正直苦手ですね。なぜなら、**趣味というのはあくまで、自分に向けられた活動**だからです。趣味は休日に思う存分やりましょう。くどいようですが、大事なことなのでエラソーに書きますね。「**働くことが好き**」なのはとても大事なことですが、「**働くことを趣味にする**」ことは許されません。

楽にすべき7つの「傍」とは？

　さて、ねちっこいワイと一緒に、まだまだ「働くこと」を考えていきましょう。「働く」とは「傍を楽にする」と言いましたが、そ

の「傍」とは何ぞや？という話です。僕は少なくとも下記の7つを考えるべきだと思います。

1) 患者さんとそのご家族
2) 自分の家族
3) 上級医
4) コメディカルスタッフ
5) 同期・同僚
6) 病院経営層
7) 関わる国や地域

6) については、みなさん普段は意識しないかもしれません。ですが、6) などは**僕のようなおっさんになると大事な関心事になるんですな（ゲス顔）**。

7) についても、普段あまり意識しないことですが、僕たちの医師免許って、日本の法律である医師法によって規定されているわけじゃないですか。残念ながら他の国では使えませんよね（例外はありますが）。しかも、医師法第1条には「医師は、医療及び保健指導を掌ることによつて公衆衛生の向上及び増進に寄与し、もつて国民の健康な生活を確保するものとする」と仰々しく書かれてますからね。公衆衛生的な働きも忘れてはならないのです。ただ、ちょっとあまりにスケールでかいので、今日は置いておきましょう。

ざっくり言うと、研修医として働く上では、まず1)〜5) の傍らをいかに楽にするかを考えるのが大事だということになります。

デキレジになることも大事だけど……

　さて、ここまで、僕なりのデキレジの定義と、働くことの定義について書いてきました。ここで一つの疑問が生まれてきます。果たして、**デキレジを目指すことは、「研修医としてよく働いている」と言えるのでしょうか？**

　答えはイエスであり、ノーとも言えるでしょう。つまり、デキレジになるとは、「その初期（救急）対応と臨床推論によって、少なくとも 1）患者さんとそのご家族ならびに 3）上級医を楽にする」ことにつながるからです。

　しかしながらその一方で、**2）自分の家族や、4）コメディカルスタッフ、5）同期・同僚を楽にするかどうかは、デキレジを目指す上では問われません。**ちゃんと働くレジデントは、これらを楽にすることについても真摯に働くとは思いますが。

　残念なことに、一部の研修医は**うわべだけのデキレジを目指して自己満足に走ってしまい、同僚やコメディカルに多大な迷惑を掛けている**んですね。私はそのような研修医を**「デキレジモドキ」**と呼んでいます。

研修医のための　人生ライフ向上塾！

図1　デキレジとデキレジモドキ

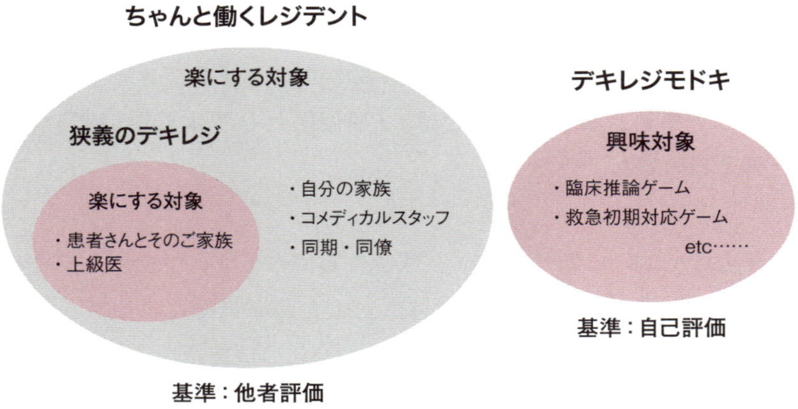

ちゃんと働くレジデント

楽にする対象

狭義のデキレジ

楽にする対象
・患者さんとそのご家族
・上級医

・自分の家族
・コメディカルスタッフ
・同期・同僚

基準：他者評価

デキレジモドキ

興味対象
・臨床推論ゲーム
・救急初期対応ゲーム
　etc……

基準：自己評価

　自分のことを棚に上げて言いまっせ！皆さんもせっかく研修するならば、デキレジモドキにならず、ちゃんと働くレジデントになって、周囲をハッピーにしましょうや！リピートアフターミー！

「デキレジになるのも大事だけど、もっと大事なのは、ちゃんとフツーに働くこと！そのためには上級医だけでなく、コメディカルや同期を大切にする！自分の家族も大切にする！」

　はい、おつかれさまでした。次回は、いよいよエジプト古代ピラミッドに眠るといわれる、**デキレジモドキの生態と謎**に迫ります！

　チャラチャラチャンチャラチャリラリラリラリラー〜♪（ここ、「世界ふしぎ発見！」のテーマを脳内再生）

19日目 もしかしてあなたも？困ったデキレジモドキ

悩める研修医の皆さんこんにちは！

さて、前回に引き続き、今回はデキレジモドキについて考えていきましょうか。

デキレジモドキとは、うわべだけのデキレジ像を目指して自己満足に走ってしまい、同僚やコメディカルに迷惑をかけている研修医のことでしたね。まずは手っ取り早く事例を見てみましょうか。

事例1 ● イベント・ワークショップ最優先デキレジモドキ

藻時先生（仮名、以下藻時）　あー、もう今週超やばいよ～！
藤本先生（仮名、以下藤本）　どうしたの～、藻時ちゃん？
藻時　今週末さ、「第86回 ACLSと終末期医療とナラティブメディシンと医療倫理と患者の人権とEBMと感染症と医学教育のこれからとプレゼンスキルを考えるワークショップ」を開催するんだけど～、私メインコーディネーターになっちゃって～！超大変だわ～、忙しいわ～！
藤本　え？ごめん、追いつかないわ！もう1回言って？
藻時　だから～、「第86回 ACLSと終末期医療とナラティブメディシンと医療倫理と患者の人権とEBMと感染症と医学

教育のこれからとプレゼンスキルと国際保健協力と医療ワークショップの今後の在り方を考えるワークショップ」なんだって〜！

藤本 （なんか増えた！絶対増えた！しかも第86回て！無駄に伝統あるな！）へえ〜（引き気味）、大変だね〜。仕事の方は大丈夫なの？

藻時 もう絶対無理だわー！毎日徹夜コースだわー！かあー！きついわー！

藤本 今日も昼間眠そうだったもんね。無理しないでね？

藻時 うん、ありがとう！……かあー！きついわー！絶対無理だわー！

藤本 うん、大変だね……。

藻時 ……かあー！私、昨日も2時間しか寝てないわー！

藤本 ……大変そうだね。みんな体調心配してるから、無理しないでね。

藻時 ……かあー！でも今日は3時間寝れそう！私、3時間寝ればイケるタイプなんで大丈夫！ショートスリーパーなんで！やった、3時間寝れるう〜！

藤本 ……うん、すごいね。大変だね（ドン引き）。でも、今日も昼間寝てたし、疲れ出ないように、無理しないでね。

あ〜！書いてるだけでめんどくさいですね〜（笑）

さて、ワークショップや自主勉強会は本来、院外のネットワークを広げたり、新しい知見を学ぶのにとっても有用なものなんですが、事例1の藻時先生は明らかに本業である臨床研修に支障を来しています。ワークショップの運営で、日々のお仕事をおろそかにする

のは、まさに本末転倒なわけです。

　正直、僕が見てきた限り、ワークショップなどを定期的に主催できる先生って、みんなホント超人的体力の持ち主なんですよね。尊敬しますよ……。体力のない人が同じペースで真似すると、藻時先生のように絶対に痛い目に遭うので、凡人の方々はおとなし〜く、本業に専念して、ゆとりがあるときに参加するようにしましょう。

　え？「お前はワークショップとかやらないのか」って？ **ワイは最低9時間寝ないと寝た気がしない超ロングスリーパー**なんで、無理無理！

　この他にもよく聞くのが、看護師さんなどのコメディカルスタッフに対して偉そうに対応する**「コメディカル論破大好きデキレジモドキ」**だったり、臨床研修を賞レースのように捉えて、同期を過剰にライバル視する**「競争意識強すぎデキレジモドキ」**です。最近の研修病院は「最優秀研修医賞」や「ベストレジデント賞」などの表彰をするところがありますが、これはもうデキレジモドキにはおあつらえ向きなわけですよ。

デキレジモドキにならないために
〜視点を「目的」から「価値」へ切り替えよう〜

　以上のように、デキレジモドキとは手段と目的を取り違え、安易な自己実現の獲得に走る状況なわけです。「自分のこと？」とドキッとした先生も多いかもしれませんな。でも安心してください☆大丈夫、これは私も含め大なり小なり、若手労働者がほぼ必ず通る道なんですわ。

なんでこうなっちゃうのか？その背景には、「デキる医者とは、かくあるべき」「良い医者になるには、この方法が唯一ベストの道」などという狭小かつ強固なとらわれがあります。このようなとらわれを「**目的合理性**」といいます。皆さん優秀ですからね、問題を提示されると、多くの情報から素早く唯一の正解を導き出すのが大得意です。さらにね、優秀なお医者さんになるために、「マッチング偏差値が高い**ブランド病院**に行くのが大事だ！」「**ベストレジデント賞**を取らなきゃ！」「とりあえず**専門医**取らなきゃ！」「ワークショップ！勉強会！」と、優秀なアタマで瞬時に最善手段を導き出すでしょう。

　ただね〜、困ったことに、試験と違って**人生には唯一の正解なんてものはない**わけですよ。ですからね、もう一度立ち止まって、考えてみましょうや。「この目的を達成することが、一体どんな価値を生むのか？」「本当に、他の方法はないのか？他にもいろいろあるんじゃないのか？」とね。このような視点を「価値合理性」といいます。

デキレジモドキから脱却するための「WHY3回法」

　目的から価値へと視点を切り替えるために、ぜひお勧めしたいのが、「WHY3回以上自答法」です。

　自らが、なんとなく持っている目的に向かう前に、**あの芸人**のように「WHY！」「なぜ？」を3回以上問いましょう。表面的な目標に対して、「なぜ？」のやすりを何度もかけることで、本当にあなたが大事にしたい重要な価値が見えてくるはずです。

> **WHY3 回法の一例**
>
> **Q1** なぜ自分は最優秀研修医賞を得たいのか？
> **A1** 病院に認められることは大きな励みになるからだ
>
> ▼
>
> **Q2** どうして病院に認められることが大事なのか？
> **A2** 病院は自分が成長できる研修環境を与えてくれるからだ
>
> ▼
>
> **Q3** 研修環境を与えてくれる人は大事だよな。それでは、その環境を作ってくれる大事な人は誰か？
> **A3** 病院長、臨床研修センター長、指導医、先輩、同期、コメディカルの方々、事務の方々、業者さんなど……そして患者さん……
>
> ▼
>
> **最終回答（価値）**「研修環境を作る全ての人々に認めてもらう働きを、日々行う」

これからは、価値を問われる時代になっていく

　自らが行うことの価値を問うことは、私たちがこの先を生き残る上でもとても大事なことですよ。情報化と価値観の多様化が進んだ今の時代、ぶっちゃけ、単なる権威では他者は信頼してくれませんし、価値を見いだしてくれません。それどころか、世界のあらゆる人々があらゆる情報に接続できることによって、「権威こそ、まず疑うべき」という反動現象すら起きています。

これから皆さんを「お医者さんである」だけで信頼してくれる人は少なくなるでしょう。じゃあ、専門医を取りましょうか？教授でも目指しましょうか？はたまた学会理事長に就任しましょうか？う～ん、それを目的にするだけで、価値が伴わなくては、信頼してもらえるかどうか……。さあ、どう生きていきましょうね。

リピートアフターミー！

◎ まずは日々の与えられた仕事をフツーに
　こなしていきましょう！
◎ うわべだけの目的に向かってると思ったら、
　本当に向き合うべきか、3回自分に
　ツッコみましょう！残されたものが、
　本来やるべき価値！

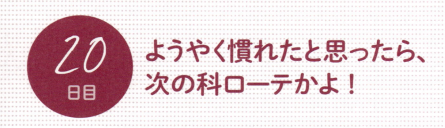

20日目 ようやく慣れたと思ったら、次の科ローテかよ！

　悩める研修医の皆さんこんにちは！

　さてみなさん、ここまでの講義で少しはハネムーン期、五月病、リアリティーショックを抜け出せそうな気がしてきましたか？続く本講のテーマは「診療科の異動」です。

　5月や6月から新しい科に移る先生も多いでしょう。そして、初めて初期研修制度の大きなストレス要因に気がつきます。それは、**「回ってる科にようやく慣れて、一番楽しくなってきた時には次の科に移ってしまう問題」**です！！

　サンプル動画みたいに、一番いいところで寸止めされるのを、皆さんこれから嫌というほど経験していきます。

　あんだけ仲良くなった指導医の先生とも、看護師さんともお別れ。ようやくお互い分かり合えたところだと思ったのに、つらいのう、つらいのう。

　そう、とどのつまり、初期研修医は初期研修医でいる限り、渡り鳥にすぎないのです。このストレスにどのように向き合えばいいのでしょうか。そこにはとても意外なピットフォールがあると私は考

えています。それは、「**前の科が愛おしいほど、次の科での適応に苦労する**」ということです。

前の科への過剰なコミットメントが、次の科への適応を妨げる！

　ある組織に対して愛社精神や忠誠心を抱くことを「組織コミットメント」といいます。一見すると、とっても大事なことに見えますよね？　確かに、3年目以降の医師ライフではとても大事な要素になります。また、なんらかの形で、特定の科に進むことが院内で周知の事実となっているケース（例：出身大学病院などで特定科の専門コースにマッチしているなど）も問題とならないでしょう。

　ただ、それ以外のですね、大多数を占める進路不定の渡り鳥研修医にとっては、実は大きな問題になり得るんです。

　ローテの途中である特定の科に対して過剰な思い入れを持ってしまうと、他の科を回ったり、外病院に行くことが、なんだか時間や労力の無駄にしか思えなくなってしまうんですね。人間にとって、意義を感じないことをすることや、なじめない組織にいることは、最大のストレスの一つなんですよ。

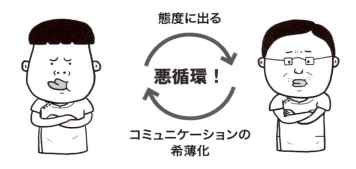

ローテ科からの「ナンパ」を「プロポーズ」と勘違いしてしまう研修医が続出!

　なぜ、一部の研修医は早々に過度な愛社心を抱いてしまうのでしょうか。これはまたまたややこしい問題なんですが、病院・診療科側から見た初期研修の裏事情が関わってきます。つまり、**後期研修医としてのリクルーティング**ですね。

　全然自覚がないかもしれませんが、皆さんはとにかく**超超売り手市場**にいるんですね。「若い医者？　いらない！！　帰った帰った！」なんて病院、まずありませんから。挨拶ができて、そこそこ元気で、そこそこ清潔感のある研修医（33ページ参照）であれば、まず、入局のお誘いを受けると思っていいでしょう。そのモテっぷりたるや、**国試に合格した翌朝から、顔がナタリー・ポートマンになってるレベル**と思ってください。

そこで、皆さんはローテ先の上級医からいろいろと勧誘を受けます。中にはプロポーズのように熱心に口説かれるケースもあるでしょう。でもね、実はそれ、ほとんど**ただのナンパ**なんですわ。

　あらあら、そこの清楚なお嬢さん、「そんなの嘘だわ！ 私がホントに今の科に向いてるから、必要だから、真剣に口説かれたんじゃないの？」って？ キツネにつままれたような顔してまんなあ。ナタリーちゃん、ホンマ、ごめんな～！ **実はほぼみ～んな、同じように口説いてんやで（ゲス顔）**。

　どうです、皆さん。実際に、回った科で上級医にこんなこと言われませんでした？

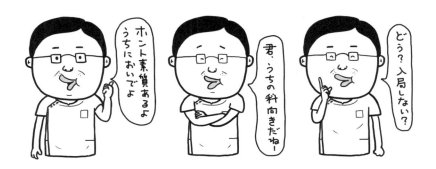

研修医のための　人生ライフ向上塾！

まあ、こんな偉そうに言っているワイも、実際は研修医時代いっぱい口説かれてきたし、今は医局員という立場やから、同じ手口を使ってるんや……。ごめんなさい、研修医諸君、そしてごめんなさい、全国の医局長。私、タブー中のタブーをばらしちゃいました……。ゲスの極みでサーセン！

図1　勧誘意識のギャップ例（1）

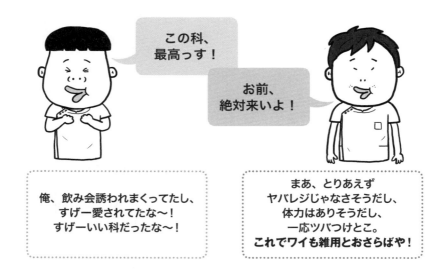

図2　勧誘意識のギャップ例（2）

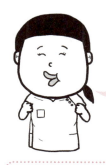
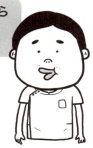

先生、うちの科向いてるからおいでよ！　先輩の女医さんも活躍してるよ！

え！そ、そうですか？

研修始めるまでは○○科なんて進路になかったけど、こんなに誘われるなんて……。私、どうしたらいいんだろう……（乙女のため息）

まあ、とりあえずヤバレジじゃなさそうだし、真面目そうだし、一応ツバつけとこ。**兵隊は多いに越したことはないしな。**

　はあ、大人になるってホント、ゲスなもんですよね……。皆さんはこうはならないように、さあ、以下の3箇条をリピートアフターミー！

（1）知識と経験をいただいたことに感謝しつつも、組織に過度にコミットしない！

　ローテ先が変わるそのとき、後ろ髪を引かれる気持ちは、重々分かります。また一から適応していくストレスも分かります。ただ忘れちゃいけませんよ！　私たちは根なし草の旅人なんです！「別れは新しい出会いの始まり」って、よくJ-POPの歌詞とかで言うじゃないですか。あなたが前の科に感じた居心地の良さは、**ひと夏のアバンチュール**だと思ってください。新しい科での歓迎会に参加せずに、**前の科の飲み会や研究会にいつまでも参加する**なんてのは、お勧め

しませんよ。

(2) コミットすべきはやはり仲の良い「同期」との研修医ルーム！

　同期の重要性は本書で再三、口酸っぱく言ってますが、まだまだプッシュしますよ！この2年間は、仲の良い同期との時間と空間を大事にしましょう。3人寄れば居場所ができます。深くコミットできる居場所が1つでもできると、ローテ先の各科に対しても健全な心理的距離をキープして関わることができるんです。やっぱり同期は大事！

(3) 3年目以降の進路を安易な勧誘で決めるとお互い不幸になる！

　研修医時代は素敵に見えた科でも、いざ3年目になって内部構成員として所属すると、必ず熱い手のひら返しが待ってます。これは大なり小なりどこの科でも起こり得ることなんですよ。そのときに「こうなることは分かってた！それでも自分が主体性を持って選んだんだ！」と**当事者意識を持っていれば耐えられます**。でもね、そこで当事者意識を持たずに、「軽いナンパにひっかかってだまされた！」なんて気持ちでいると、あらぬ逆恨みをずっと抱えてしまい、お互い不幸な関係になってしまいますよ。お互いのためにも3年目の進路は熟慮して、主体的に決めましょう。あくまでも進路を選ぶのは、「あなた」なんです。そこを絶対に忘れないようにしましょう。

リピートアフターミー！

◎ ローテ途中で特定の診療科にコミットすると、他の科ローテがとたんに無意味に思えてつらくなる！
◎ コミットすべきは同期と研修医ルーム！やっぱり同期が一番！
◎ ローテ中の上級医のリップサービスを鵜呑みにせず、3年目の進路は熟慮して主体的に選ぼう！

はい、おつかれさまでした。

21日目 興味ない科のローテで研修の価値が決まる！

悩める研修医の皆さんこんにちは！

前回は「ナンパされてもその科には軽々しくコミットするな！」という一見非常識なアプローチを紹介しました。ここからは、その逆バージョンともいえるのですが、転科に伴う別の側面のストレス、**「全然興味を持てない科をローテする問題」**の解決方法を考えていきましょう。つまり、「興味のない科の知識と経験に、いかにコミットしていくか？」について考えます。

実はこれ、本当に、とっても大事なことなんです。興味がないことへのコミットは、**「初期研修の価値の全て」**と言っても過言ではないと思っています。

近視眼的な「手技志向」に喝！

不思議なことに、研修医の一部には、3年目以降の医者からすれば「どーでもえーがな」ってことに力を発揮したり、自慢したりする人が現れるんですね。「今日CV入れたぜ、俺！」みたいなやつです。正直、そんなのどうでもいいんですよ。基本手技なんて3年目以降になればイヤでもやりますし、習熟度もどこかで必ずプラトーに達します。「CVのカリスマ」なんて人、いませんしね（笑）。

さんざん「同期と研修医ルームが居場所だ！」(21ページ参照)と言っておきながらなんですが、実は研修医同士つるむことには1つ、デメリットもあります。それは、どうしても**同質性が高い者同士が集まると、価値観が狭く、近視眼的になってしまう**ってことなんですよ。研修医ルームという閉鎖的な居場所での価値観だけを受け入れると、どうしてもチャチなことにとらわれてしまい、「私、まだ1回もCV入れてない……」なんていう、どーでもいいことで無駄に悩んでしまうんですな。

　でも、皆さん。もう今日から、「**小学生のサッカー**」みたいに目の前のボールばかり追いかけるのはやめましょう。サッカーで大事なのは、まずはフィールドを見回して、「今自分がどこにいるのか、今後のボールの行方はどこで、どう走るべきか、走らないべきか」を考えることですよね。

　さらにマクロな視点で見れば、「現代サッカーの戦術ってどうなんだろう？スペインは？イングランドは？はたまたアジアは？」と考えたり、「そもそもサッカーはなぜ今のルールなのか？」と**問い続けることが、プレーヤーとして長く生き残る上でとっても重要**なんです。ですからこれは絶対に覚えてください！

リピートアフターミー！

> ◎ 優秀なプレーヤーはゲームの全体像を広く把握し、常に全体像を拡張する努力をしている!!

これは医療だろうが、サッカーだろうが、あるルールで戦うプレーヤーにとって真理だと思います。研修の真の目的は、医療の全体像の把握と拡張です！

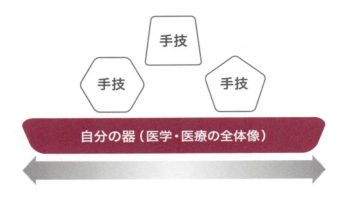

「自分の器」を広げていけば、
３年目以降も手技はいくらでも吸収できるし、成長できる！

全体像を広げる最大のチャンスは、全然興味ない科のローテ！

　全体像を広げるための大きな第一歩が、「全然興味のない科へのコミット」になります。「全然興味がない」ということは、ある意味、自分から一番遠い世界。その世界を知ると、一気に世界観が広がりますよ！

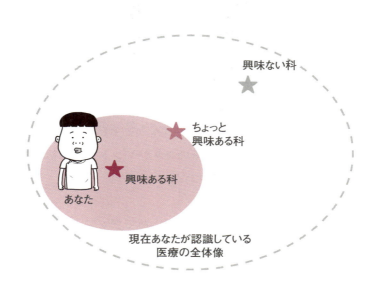

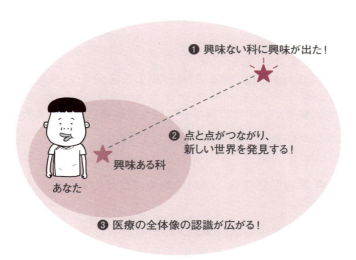

例えば、整形外科志望の研修医にとって、精神科って、興味が持てない科の代表ですよね。整形みたいに目に見えないし、手術でダイナミックに治るわけではないですし。でもね、3年目以降、整形に入局すると気づくんです。「整形に来る患者さんって、こんなに精神疾患を抱えている人が多いのか！」ってね。そして、点と点がつながる瞬間が来ます。「そっか、痛みって主観的要素もあるし、心身相関もあるから、実は『痛みのマネジメント』には精神科領域がすげー大事なんだ……」ってね☆

　まあ、ここまで読んだ皆さんも、どこかでツッコミを入れてるはずです。「そうは言うけどさ、そもそも興味ねーんだから、コミットできないっしょ。順序逆っしょ？」って。そう思うでしょ？

　安心してください。ここからが本番です。「興味ない科へのコミット」超実践法を伝授します！

興味のない科では、コストをかけて自分をだます！

　ある大学教授が、年度の異なる学生を被験者に実験するため、以下のような条件で1年間同じ講義をしました。

(1) A年度の学生には、学期の始めに自分の教科書を1ドルで販売した。
(2) B年度の学生には、学期の始めに自分の教科書を100ドルで販売した。

　1年後、Aの学生とBの学生、どちらが授業への満足度が高かっ

たかを調べました。なんと、100ドル払わされたBの学生の方が「とても満足できる授業だった」と評価する人が多く、Aの学生は「不満だった」と評価する人が多かったんです！

　私たちは、金銭、時間、労力などのコストを払ったことに対して、「無意味だった」と思うことには耐えられません。そのために、脳が一生懸命自分をだまして意義付けを行います。これを心理学用語で、「**認知的不協和**」といいます。ぜひこれを活用し、うまく**自分をだます行動設計をデザイン**して、興味のない科に意義付けをしていきましょう！

　自分をだます最も効率的な方法は、その科の**医学書を買う**ということです。ここでは2つ、私が実践している意義付け法を紹介しましょう。

（1）深夜の謎意識下ワンクリック法
　深夜、特に夜中の3時というのは、不思議なテンションになることがあります。なにかとてつもないアイデアをひらめいたり、意味不明な詩を書いたり、おもむろにラブレターを書いてしまったりする魔法の時間なんですね。

　この謎の意識のときに、**意識を高める本を読む**のがポイントです。岩田健太郎先生や、孫正義氏、柳井正氏の本など、自分の好きな本で構いません。ちなみに私は岩田先生の『1秒もムダに生きない　時間の上手な使い方』（光文社、2011年）を読みます。それによって、自分を「**意識はイワケン、知識はヤバレジ**」状況に追い込みます。

そうすれば、まず第一段階としての認知的不協和が発生します。「やべえ、俺今日**サンプル動画巡りで1万秒くらい無駄にしてる**……。これでいいのかよ……」「もっと今やるべきことしっかりやらなきゃ……」と認知が変容しますよね。そして、そのままの意識で、オンラインショッピングサイトにログインし、**ローテ中の科の書籍を爆買い**しちゃうんです。

　翌日以降、本が届くころには完全にクールダウンしていますから、届いた本の中身と量にかなり**げんなり**します。ここで第二段階の認知的不協和発生です。「もう届いちゃったし、せっかく買ったし、勉強しなきゃ……」となり、ローテ中の科の勉強に意義付けができるわけです。

（2）わざわざ遠出の書籍買い出し法

　これは、特に近くに大型書店のない地方の研修医にお勧め！わざわざ大都市に買い出しに行って、爆買いするという手法です。できるだけ遠いところ、交通費がかかるところに行きましょう。家から1時間以上かかるところまで行くとなお良いでしょう。

　まず、行く行為だけで第一段階の認知的不協和が発生します。「せっかくここまで時間とお金をかけて来たんだし、ここでしか買えない医学書とか買わなきゃ……」と自分で自分を追い込むんですね。その上で、今ローテしている科の書籍コーナーを見ます。ぱらぱら見て、面白そうなものをどんどん爆買いしましょう！**自分で選んだ本というだけで、既に特別な愛着が発生**しますから、読みたくなります。しかも、帰り道には重たい本を背負って帰るわけです！

ここで第二段階の認知的不協和が発生！なにもしてないのに、**謎の達成感**すら得られるでしょう。これだけ労力をかけると、明日からはもう勉強したくてうずうずしてきますよ！！

医学書を先輩からもらったり、友人から借りるのは絶対やめよう！
　さて、ここからは認知的不協和の負の側面にも着目していきましょうか。最近の**コスパ志向**も相まって、興味のない科の医学書を他人から譲り受けるケースをよく聞きます。ここまで読んだ方はもう分かりますよね。

リピートアフターミー！

◎ 自分の商売に関わる道具をタダでもらうということは、自ら医療観をせばめているということ！
◎ つまり、将来的なプレーヤーとしての価値をも低下させる非常に危険な行為である！

　これからの時代は診療科の枠も少しずつ溶け出したり、そもそも医療のあり方やニーズそのものも変わっていく時代になります。いわゆる不確実時代ですよ。逆説的ですが、不確実時代に生きると、ヒトはその複雑性のストレスから、考えることそのものをやめ、保守的になりがちになってしまいます。

　ですから、誰もが、「私はもうこの診療科一本に決めてるから、他は金も時間もかけずにさらっと流すんだ〜（笑）」なんていう発想になりがちです。この考えは**一見情報強者で高コスパに見えます**

が、100年人生ライフ時代においては最も脆弱な志向です。絶対にお勧めしませんよ。

リピートアフターミー！

◎ 初期研修の目的はCVを入れた回数ではなく、医療観の拡張にある！
◎ そのために大事なのが、興味のない科のローテ！
◎ 興味のない科ほど、医学書を買おう！

**この本も立ち読みではつまらなく見える！
だからちゃんと1人3冊買います！（ニッコリ）**

22日目 真面目ちゃんが燃え尽きるとき

　第3講の終盤は、私の本来の専門分野である、メンタルヘルスのお話をちょっとしていきましょう。題して、「愛すべき優秀な真面目ちゃんのバーンアウト問題」です。まずは手っ取り早く事例をどうぞ。

> **24歳女性の1年目研修医、南国花子さん**
> 　親や教師の勧めで日経大学医学部に推薦入学。入学後も真面目で成績は良く、サークル活動にも活発に取り組む。気立ての良さや周りを気遣う優しい人柄で、教員からも評判がいい人気者の学生であった。
> 　卒業後は人生記念病院で研修を開始し、内科ローテート中である。毎日夜遅くまで熱心に調べものをし、カンファレンスの準備や今日診た症例の復習をしていた。土日も自主的に病棟を回り、周囲の仕事を手伝ったりしていた。
> 　内科指導医も「熱心な研修医が来た」とかわいがって親身に指導し、患者さんを積極的に受け持たせていた。
>
> 　そんなある日のこと……
> **指導医**　南国さん、今日入った新患のAさんの治療だけど、それに関係する論文を僕が昔書いたからさ。まあ、時間のある

ときでも、よかったら読んでみてよ。
南国　あ、はい！ありがとうございます！
　南国さんは元気良く返事し、論文を受け取ったものの、最近は自分でも少し業務負荷を感じ始めていた。その日も夜遅くまで研修医ルームで調べものをしていた。同じ科を回っている同期の太郎くんが帰り際、南国さんに声を掛けた。
太郎　いっつも夜遅くまで頑張っているね、大変？
南国　うん、サマリーとか、今度の抄読会の準備とか、まだ全然終わんなくて…。今日先生にもらった論文もまだ読んでないし……。心配かけてごめんね。

　何事も積極的、意欲的に取り組む南国さん。挑戦させてもらえる仕事はますます増え、受け持ち患者も増えてきた。一方で、研修医ルームや院内喫茶では、1人でぼーっとしている姿を同僚に見かけられることも増えた。
　そんなある日。指導医とともに懸命の治療を行っていた患者Aさんが突然亡くなってしまった。
　次の日から、南国さんはパッタリと病院に来なくなってしまった。病院や友人が携帯に電話をしても通じない。

指導医　どうしたんだろう？　昨日まで元気そうだったのに……。
太郎　そうですね……（花子ちゃん、最近ちょっと変だったもんなあ）。

　2カ月後、花子さんの母親から病院に連絡があった。花子さんは現在実家から近くの精神科に通院しており、人生記念病院

での研修を中断したいとの申し出であった。

愛すべき真面目ちゃんほど、燃え尽きてしまうジレンマ

どうでしょうか。皆さんの周りにもこんな研修医さん、いますかね？それとも、あなた自身？

さて、事例は悲しい結末を迎えてしまったわけなんですけども、1つ気になることがありませんか？というのは、このシナリオには「悪い人が1人もいない」んですよ。別に、クラッシャー上級医がいるわけでも、困ったさん看護師がいるわけでもありません。みんないい人だらけなのです。

そして今回のテーマはそう、最もいい人である真面目ちゃん研修医問題です。

真面目ちゃんは「自らに課した秩序」にハマる！

精神医学では真面目ちゃんのことを「メランコリー親和型」と呼びます。従来からうつ病などのメンタルヘルス不調を来しやすい気質として知られていました。さて何が問題なのか？ここでは、「秩序志向性」「他者配慮性」「完璧主義」の3つに注目して解説します。

図1　真面目ちゃん（メランコリー親和型）が持つ3つの特徴

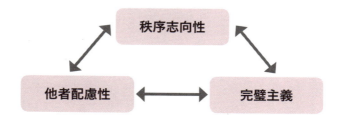

まず1つ目が、「**秩序志向性**」です。つまり、「決められたルールはしっかり守らなきゃ！」という性格ですな。
　ここでのルールとは、2つの側面があります。まずは、「組織社会におけるルール」、そして、「自らに課したルール（**潔癖な自己原則**）」です。
　真面目ちゃんはこれまでの人生で、学校や家庭といった社会から与えられてきた課題をしっかりとこなしてきました。真面目ちゃんの多くは、周りが自分にどんなキャラを期待しているかを察知するのが得意な、気立てがいい子なんですよ（**他者配慮性**）。ですから、教師間でも「あの子はいい子だ！うちのクラスに欲しいな！」と取り合いになるいい子ちゃんですし、お母さんにとっても自慢のお子さんなわけですな。あと、ワイの超主観ですが、なぜか顔がかわいい子やイケメンが多いです。これはガチです。

　つまり、真面目ちゃんは、その他者配慮性と完璧主義をベースにしながら、**家庭や学校、病院などの期待に応えるために、組織社会秩序をしっかりと守る傾向にあります。**

　まあ、期待に応えて守るだけならいいんですが、この志向に物心ついてから20年間ハマってしまうと、いつしかそれが「**自分に課された枷**」のようになってしまいます。本人は無自覚なワケですが、その秩序志向は「**周囲の期待に応える優等生であり続けなきゃ（使命感）**」という、強固で潔癖な自己原則に変容するわけですな。

良医向きな人ほど燃え尽きるジレンマ

　周囲の期待に応えたいと思う、潔癖な自己原則を持つ職業人。これって実は、**医療従事者としては理想的な資質**でもあるんですよね。

「秩序志向性」、つまりきちっと組織のルールを守る！「他者配慮性」、患者さんの気持ちにしっかり寄り添う！組織の空気を過敏に察知し、自分に求められた役割や、上級医が困っているかゆいところを察知する！そして、課された仕事は「完璧主義」できちっとこなす！これ、素晴らしいじゃないですか！

　こういった研修医は、うまく立ち回れているときはどこの科でも重宝され、「あの子、うちに来ないかな」と勧誘の嵐に遭い、医学生でいうところの**国試合格翌日から顔がナタリー・ポートマン状態**になります（154ページ参照）。しかし、後述しますが、こんなナタリーちゃんこそ、燃え尽きやすいんですな。これをKahnはヒューマンサービスにおけるジレンマと表現しています。

　中、高、大学までは真面目ちゃんで乗り切れるわけですよ。なぜならしっかりと勉強すればするほど、成績は伸びますからね。勉強っちゅうもんは、努力すれば、ほぼ必ず目に見える結果に結び付きます。

　しかしですね、医療現場というのはそうはいきません。努力―報酬不均衡モデルです（58ページ参照）。つまり理不尽な労働形態、理不尽な上司、コミュ障な同期、社会的階層や価値観が全く違う患者さん、困ったさん看護師など、とにかく**理不尽のオンパレード**なんです。

リピートアフターミー！

◎ 学校社会は、頑張るほど点数が伸びたし、ホメられた！
◎ 医療現場は頑張るほど理不尽な仕事が増えて、しかも周りは大してホメてくれない！

「なんでよりによってあんな素晴らしい子が……」病院側にも
深刻なダメージをもたらす、真面目ちゃんのバーンアウト

　現場ってのはとにかく理不尽ですから、真面目ちゃん状態でずっとうまく回るわけじゃないわけですな。うまく回らなくなる日が必ず訪れます。

　つまり心身が疲弊し、周りや自分が求めるアウトプットができなくなり、**自己否定感が増してくると、真面目ちゃんの３要素が全て裏目となり始めます。**

秩序志向性 × 自己否定

「だめ、どうしても体が動かなくて、周りについていけない」

「言われたこともできないなんて、ホントにダメだ、私」

「ここまではちゃんとやりきるって決めたはずなのに……。いったい何やってるの? 自分」

悪循環の末に訪れる悲劇……

他者配慮性 × 自己否定

「周りからはデキない研修医だと思われているんだろうな……」

「周りはこんな私にも優しく接してくれて、申し訳ないな……」

「こんな私の診察を受ける患者さんに申し訳ないな……」

完璧主義 × 自己否定

「これ以上迷惑を掛けるくらいなら、仕事を辞めよう」

「私、臨床向いてないな」

「こんな中途半端なら、医者やめた方がいいのかな」

「私の存在意義って……」

　一度この悪循環にハマってしまうと、その真面目さゆえに、**どんどん真面目にひたむきに、蟻地獄のように悪循環にハマっていきます**。そして最終的には、南国さんのように悲劇的な結末を迎えてしまうわけです。

対処法❶
勝手に課している自分ルールに、1つ気づこう

　さて、この講を今真剣な表情で読んでいるあなた！ 危ないですね〜。「どうしたらいいんですか？」「何か答えを！」とハヤる気持ち、分かります。ただね、キャラってそんな簡単に変わらないですし、基本的に真面目ちゃんキャラは良医の素養でもあります。です

から、**急に全部を変えなくていい、ただし、1つくらい崩してみてはどうでしょうか**。そのためにはまず、知らず知らずのうちに勝手に作り上げた**自分ルールに1つ、気づくことが大切**です。

あなたの自分ルールはどれかしらん？

「周囲から期待される優等生でなきゃ」
「休日も毎日診察しなきゃ」
「誘われた飲み会を断るのは失礼、参加しなきゃ」
「上司が帰るまでは病院に残らなきゃ」
「ノリがいい感じのキャラでいなきゃ」

対処法 ❷
気づいたら、ギャルっぽくつぶやけ！
「別に誰もそんなの気にしてなくね？↑」

　さあ、1つ思いついたならば、ここからは実践に移りましょうか。自分のこだわりを思い浮かべながら、同時にギャルっぽく以下のセリフをつぶやきましょう！つぶやくふりではなく、**実際につぶやくことが大事！**自己知覚理論について、113ページで勉強しましたよね。私たちの考えや感情は、思った以上に言葉の影響を受けています。実際に言葉にしてみると、本当にそんな気になってくるから不思議です。

23日目 燃え尽きる前に、やるべきことは1つ！

悩める研修医の皆さんこんにちは！さて本日は、バーンアウトって何じゃらほい？っというお話をしましょう。

バーンアウトの3徴とは？

バーンアウト（燃え尽き症候群）とは、古典的には「情緒的消耗」「脱人格化」「個人的達成感の低下」の3徴によって説明されます。一説には、バーンアウトとは元々、薬物依存症者の隠語であったようです。ざっくり説明していきましょうか。

「情緒的消耗」とは、感情を作り出すエネルギーが枯渇した状態です。普段あまり意識しないかもしれませんが、私たちは喜怒哀楽を作り出すためにエネルギーを使っているわけなんですが、もう、その余裕すらないぐらい心身のエネルギーが消耗してしまっているわけですな。そして「脱人格化」とは、患者さんをモノのように取り扱い始める状態です。さあ皆さん、こんな状態になったら要注意ですぞ！チェックチェック！

(1) 上司の相変わらずつまらないジョークに作り笑いする余裕すらなくなる
(2) 困ったさん看護師に対してキレる元気すらない

(3) 患者さんに対して作り笑顔で接した後、一人で大きなため息をもらす
(4) 表情筋は動かないのに、仕事帰りに突然意味不明な涙が流れる
(5) 患者さんを名前ではなく、「あの人」「あの症例」とか呼び始める
(6) 「なんでこんなことやってんだろ」「無意味だよな……」と思い始める
(7) 身体がストレスサインを示し始める

　特に（4）ですよ！　これはワイも経験があるんですな……。とりあえず、現段階で私が最もオススメするスクリーニングテストは、**仕事帰りに、宇多田ヒカルの「花束を君に」を聞くこと**です！　もうね、これは**「花束を君に」チャレンジテスト**って命名していいと思いますよ！！

宇多田　よっしゃ仕事終わった！宇多田でも聞いて帰ろ〜♪

〜♪

テスト陰性　〜♪（鼻歌）

はあ……仕事終わった……。
宇多田でも聞いて帰ろ〜♪

宇多田　〜♪

テスト陽性　（涙ボロー！）なんやこれ…涙止まらん……どういうこと？
ワイ、初めて感情を覚えたロボットみたいやんけ……

燃え尽きそうになったら…、まずはとにかく寝る!!

さて、バーンアウトしないために私たちには何ができるのでしょうか。結論から申し上げます。**とにかく寝ましょう！！**それに尽きます。

井奈波らが初期研修医以外の男性勤務医を対象に行った調査でも、バーンアウト群と非バーンアウト群では日中の眠気に大きな差があり（表1）、しかも、「よく眠れない」の有訴率も86.7％対29.7％と有意な差を認めました。実際の睡眠時間も、非バーンアウト群は6.1時間±0.9時間であるのに対して、バーンアウト群では5.5±0.5時間であり、有意に短い結果です。

表1 対象者の日中の眠気 （出典：参考文献1）

	バーンアウト群*	非バーンアウト群
眠気がない	0人（0.0％）	13（35.1）
多少眠気がある	6（40.0）	11（29.7）
過度の眠気がある	9（60.0）	13（35.1）
全体	15（100.0）	37（100.0）

2群間の差：*$P<0.05$

おやおや、そこの真面目なお嬢ちゃん、「他にも何かできるはず！」って思う気持ち、ワイも分かる。でもな、それができひんから、バーンアウトなんやで！

そもそも、人間は心のエネルギー水準が低下すると、自分に対しても、周りに対してもネガティブな見方になってしまいます。この時期にいくら有用なアドバイスを受けても、どうしても裏目裏目に

捉えがち。ですから、

とにかく何も考えず、ひたすら寝る！！乱暴に見えますが、これが最も実践的かつ効果的な方略です。

　目標は3日間で24時間の睡眠、つまり、まずは3日間平均8時間の睡眠を確保しましょう！そして、そのためにはできれば定時で帰ること！遅くとも19時には病院を後にしましょう！！

3日寝ても変わらない、そもそも眠れないなら専門科受診を！
　ちょっとしたストレス反応レベルであれば、3日しっかり寝ればある程度回復が見えてきます。しかし、3日で24時間寝ても変わらないとき、どんどん気分が悪化しているとき、あるいはそもそも眠れないときは、迷わず精神科、心療内科などの専門診療科を受診しましょう！

リピートアフターミー！

> ◎ なんか突然涙が出るようになったら、とにかく寝ること！3日寝れば自分も世界も変わると信じよう!!

　おつかれさまでした！

【参考文献】
1) 井奈波, 他. 日職災医誌, 2010;58:220-7.

24日目 こんな時代をハッピーに生きるためのベタな答え

悩める研修医の皆さんこんにちは！さて、最終日は、バーンアウト後の医師人生ライフ問題についてです。

真面目な人がバーンアウトによって脱人格化し、情緒的消耗を来すと、その完璧主義が裏目に出るのか、研修医ライフに限らず、その後の医師人生全体にまで極端に脱人格化した考えを持つようになることがあります。

つまり、**とたんに医療に対してシニカルな見方や、行動、態度を取るようになります**。学生時代に熱心だった、真面目だったあの人が、「え？ なぜ今そんなキャリアを……？」と思うことが時にあるんですな。これほど悲しいことはありませんよ。

あんだけ熱かったのに、とたんにシニカルになった人の例

「○○科とか、コスパ悪いっしょ（笑）」
「まあ、今の仕事はね……。日銭稼ぎっていうか、生活のためだから」
「勤務医とか、今時負け組だから（笑）。資本主義では資本家以外は、負けなの」

職業人生とはそれはそれは途方もないマラソンのようなもんなんです。皆さんも私も、日々の医療でまだいっぱいいっぱいで、見失いがちかもしれませんが、**医師人生は意外と長い**んです。そんな中でね、ぶっちゃけ、毎日100点を出せる世界ではありませんし、しっかり準備しても理不尽な目に遭うこともしばしばです。そして、これからはやれコンプライアンスだの、人工知能（AI）との競争や共生だの、医師の働き方も定義が日々更新されるややこしい時代なんですよね……。

　そんな時代に、私たちは、燃え尽きず、どのように人生ライフを生きるのがハッピーなんですかねえ。私も悶々と悩んでました。**目の前のことをおろそかにしながら、無駄に悩んでました。**

産業医が教えられた、燃え尽きない生き生きとした働き方

　さて、悶々としながら、産業医としてさまざまな理系労働者を見続ける日々を何年間も過ごしましたとさ。ネタバレからいきます。私が到達した答えは、**「淡々と10年1つの分野で働き続けると、大抵ハッピー」**という、**なんともベタなもの**でした。

　最高速度が時速120キロだとして、時速60キロで10年、20年、30年走ることで見える医師道があります。恐らく、10年目以降のベテランドクターには賛同いただけるでしょう。一方、医学生や若手医師には「そんなちんたらした人生送りたくねー！」と賛同いただけないでしょうね（笑）。若者は得てして大局観を持てないものですから、淡々と積み重ねるという、そのすごさが分からないんで

すな。

　いや、お前だって分かんねえだろ？ってツッコミが聞こえますが、むしろ、産業医である、精神科医である、私だからこそ、分かるんですよ。

　私は産業医として、数多くの労働者と対話をしてきました。一時期は年 1000 回を優に超えましたし、ある会社では 1 年かけて全社員と面談するシステムもありました。都心の一流企業から、茨城県内の中小企業、官公庁も含めて、本当にさまざまな組織と、職業人を見てきました。

　そのなかで、とても印象深い職業人たちがいました。**定年を迎える多くの理系技術者たち**です。組織内で、「自分はコレ！」と言えるものを見つけて、それを淡々と 30 年以上重ねてきた人が持つ、清々しい表情。組織の大小や、給与の多寡にかかわらず、みな、清々しく見えたのです。

　中には賃金が大幅に下がることを承知の上で、しかも元々の部下の下で働く契約社員というポジションになることを承知で、定年後再雇用を選ぶ方も少なくありませんでした。

　私が、「（待遇に）不満もあるでしょうが……」と少しためらいながら共感的態度を示すと、多くの方から意外な反応が返ってきます。
「いやいや、むしろ地位がなくなって、せいせいしますよ。これからは好きなことだけ、自分のペースでできますから」
「お金はね、確かに少ないけれど、まあ、会社への恩返しみたいな

もんです」

「**ああ、これが技術専門職の幸福だな……**」と私は直観しました。産業医という専門家の私が、専門家の大先輩である彼らから教えられました。

10年、20年、30年を積み重ねた彼らは、なぜ幸福そうなのか？

となると、私に新しい疑問が芽生えます。「なぜ彼らはそろいもそろってハッピーそうなのか？」

ここで少しだけ話がそれます。幼稚園児がお絵かきや、ブロック遊びに熱中しているのを目にしたとき、皆さんはどう思いますか？「どうせ捨てるのに……」「お金にならないのに……」「もっと上手な人はごまんといるのに……」なんて思いませんよね？ むしろ、ほほえましく思うでしょう。それどころか、羨ましさすら感じます。彼らは、「**今やりたいから、ただやっているだけ**」なんですから。

ミハイ・チクセントミハイはこの現象を「フロー」と名付けました。人間にとってフローしている間は、最も快い時間の一つです。

積み木をせっせと積む幼稚園児
困難な手術に数時間かけて向き合う外科医
限られた時間で数多くの対話を行う精神科医、心療内科医

みな、同じです。「フロー」しています。

彼らは、その瞬間、「地位」「学歴」「収入」など、あらゆる外発的動機から解放されます。それどころじゃない、言語化すらできない快感を得ています。

　幼稚園児や熟練した外科医に限らず、フローは万人に訪れますよね？　しかし、残念ながら大抵数分から数時間で消褪してしまいます。次回、いつ訪れるか分からず、待ちぼうけをして、（相対的には）だらだらとして過ごすしかありません。フローとは、そういう性質なのです。

　ところがですな、知っていましたか？　実は、**一部の人間は瞬発的で大きなフローと、持続的で小さなフローを繰り返しているんです。そして、そのような技術職こそ、幸せな人々なのです。**

　積み木をしていなくても、幼稚園児は幼稚園児です。彼らは、遊んでいないときでも、「なにか面白いものはないかな～」と常に「遊んで」います。彼らは幼稚園児であることから逃れられません。

　同様に、「外科医」「病理医」「精神科医」「心療内科医」などであることから行住坐臥逃れられない人が、一定の割合で存在します。

　彼らには内的な意味での「オン」「オフ」は存在しません。嫌でも常に「〇〇医」モードなんです。彼らは、まさに幼稚園児状態、つまり、「瞬発的なフローと、持続的フローを繰り返す」最も幸福といえる人々なんです。

そして、少なくとも私も、今日この原稿を執筆する時点までは、彼らの仲間といってよいでしょう。**私は社会医学的にしかこの世界を見ることができない呪縛**にハマっています。悲しいかな、いわゆるワーカホリック、職業依存状態ですわ。社会的には病気とされないかもしれませんが。しかし、何かの物質に依存した患者さんが、日々、その物質が頭をよぎって、その物質中心の生活になってしまうように、私も頭が社会医学中心の生活になってしまっています。

　その私が考える、ちょっと突飛な仮説ですが、「常にフロー」を引き起こすための職業依存、それを引き起こすための最低ラインが、**「とにかく10年積み重ねる」**なんですよ。私も医学部3年からこの道に入り、ちょうど10年経ったところで、この依存が形成されました。

　さて、むちゃくちゃ大ざっぱですが、私の中で1つの真理が誕生しました。

「理系技術者は、とにかく10年以上、どんな形であれ、日々積み重ねることで幸福になれる道筋を作り出せる」ということです。

　気をつけなければならないのは、「収入」「地位」「政治」「組織の大小」「資格」などの、「オトナの外発的動機」は**このような幸福、つまり「持続的フロー」に寄与しないばかりか、場合によっては阻害要因にすらなりかねない**ということです。幼稚園児に、「積み木が上手にできたらおやつあげるよ！」なんて言ってしまうと、とたんに遊べなくなってしまうわけですな。

皆さんも医師になって1、2年を迎えるなかで、色々な思いにかられたでしょう。この仕事を続ける価値、あるいは、自分に続ける資格があるのか？など、逡巡した人もいるかもしれません。

　忘れないでくださいね、60点でもいいのです！とにかく、どんな立場でも、どんな境遇に置かれても、10年やっていくということが、とても大事だということです！さあ、今日も淡々と積み重ねましょう！

リピートアフターミー！

> ◎ 一時期だけ頑張りすぎて、バーンアウトしてシニカルになっちゃうくらいなら、淡々と10年やってこう！

補講コラム ❸

20代は「ものさし」をつくる時期

　さて、本講ではデキレジモドキの負の側面ばかり書いてきましたが、そもそも20代が自分の成長実感を求めたりすることや、他者との競争を意識することは至極健全なことです。20代なんて私も含めて自意識のカタマリですからね。30代になると痛々しく思い出すこともありますが、今思いおこせばそれらは必要な失敗だったようにも思います。

　20代に失敗したり、自分中心に考えて、こじらせて四方八方にぶつかっていくことで、自分の世間における役割が見えてきます。大げさにいうと、自分の「分」が分かってくるといいましょうか。自分がやりたいことと、社会や組織から求められていることの折り合いがついてきます。

　例えるならば、竹のようにグングン伸びた自意識が、社会によって切られ、削られて「ものさし」がつくられるようなものです。逆説的ですが、自意識をしっかり伸ばさなくてはしなやかで使いやすいものさしはできません。一方、伸ばしっぱなしで、若いうちに社会による研磨を受けなければ、自分も社会も肥大した自意識を持て余してしまい、お互い困ったことになるでしょう。

　つまり20代は自意識と社会の要請による折り合いのなかで仕事のものさし、つまり「労働観」をつくる時期なんです。

　皆さんまだお若いから、「いやいや、価値観なんて今後いくらでも変わるっしょ！」って思っているかもしれませんが、残念ながらそんなことはありません。もちろん、「ゴルフが好きになる」「食べ物の好みが変わる」など、小さな変化はいくらでもあります。例外的に、30代以降、大化けする人もいます。ただ、多くの場合、仕事に向き合うスタンスは30歳までに形成されるんです。

　皆さん気づいていないかもしれませんが、20代というのはホントに、とっても大事なんですよ。価値観の器官形成期だと思ってください。またこれ、名言ですね！

初期研修のホントと
今どき研修医のホンネ

A子
初期研修1年目。
出身大学とは別
の、東京都内の大
学病院で研修中。

B男
初期研修1年目。
関東近郊の市中病
院で研修中。

同期と仲良く！できていますか？

鈴木 お二人とも、出身大学とは別の大学病院で研修しているんだね。僕も、高知大学を卒業してから産業医大という他大学で初期研修したんだけど、実際どう？

A子 うちの病院は、他大学の学生歓迎とアピールしていたので、外からも入りやすい雰囲気ではありました。

B男 同期はみんないい人たちで、嫌ではないです。
　ただ、1人だけプライドがものすごく高くて主張が激しい同期がいます。上級医と議論になっても、自分の正しさを主張して、絶対に曲げないんです。

鈴木 それは議論の目標が違うんだろうね。議論って、論破を目標

にすべきではないんだけど、言い合って勝つ、論破が好きなんだろうね（148 ページ、デキレジモドキ参照）。

初期研修のホントのところ

鈴木　約1年間研修をしてみて、つらかったところはどういうところ？

B男　わけが分からない点で怒る上級医の先生が嫌でしたね。初期研修の最初に回った科の先生が、「怒ることを探している」ような先生だったんです。当直したとき、2 年目、3 年目の先生と一緒にご飯を食べていたら、「あの先生はおかしい」という話になって。どうやら 1 年目をターゲットにしてとにかく怒る人だということが、そのとき分かりました。先輩たちは、「1 年目を見る目つきが違う」と言っていて、怖すぎるなと思いました。

　あるとき、その先生の前で患者さんのルートを取ることになりました。太い血管だったし、絶対取れると思ったんですが、刺そうとすると血管が逃げてしまってうまくいきませんでした。案の定、「ルートも取れないなら、お前がいる意味なんてないんだよ！」とものすごく怒られて。でも、その先生も僕と同じように血管に逃げられてなかなかうまくいかず、「ダサっ（笑）」と思いました。

A子　私の病院だとそういう「あの先生はヤバい」みたいな情報はすぐに教えてもらえますね。

鈴木 そう、大学病院だと、なぜか最初に知っておいた方がいい情報なんかを教えてくれる、ゲームのチュートリアルキャラみたいなホントにありがたい人がいるんだよね。他大学研修は情報戦ということは、覚えておいた方がいい（20ページ参照）。

　あと、医学生の頃はエビデンスをいろいろ習ってきたと思うんだけど、実際の臨床では上司の感情ベースで動いていたり、「うちの病院はこうだから」みたいな論拠で医療が行われるみたいなことがあるよね。そういうリアリティーショック（50ページ参照）ってあった？

B男 めちゃめちゃありましたね。先輩方も、「僕たちの臨床は経験に基づくことが多い」とか堂々と言ってますからね。

鈴木 エビデンス・ベースド・メディスン（EBM）ならぬ、「エクスペリエンス・ベースド・メディスン」ね！診療していても、自分が経験したことのある病名に誘導される、みたいなことがありそうだね（笑）。

B男 本当に危ないんですよ（苦笑）。

A子 えー！私の大学病院ではそういうことはないですね。
　リアリティーショックといえば、私は進みたい科の教授の考え方に共感して今の病院を選んだのですが、実際に研修でその科を回ったときに、入局後に一番関わりが深くなるのは後期研修医の先生たちだと分かって、入局に迷いが出てきています。今は他の大学の情

報収集も開始しています。
　あとは、入院診療計画書の書き方が病棟によって違うとか、そういう地味なストレスもありますね。

B男　え、病棟によって違うの？うちはテンプレートでみんな一律だけどね……。

A子　いやいや、病棟によっては、担当医のフルネームを全員分、一字一句間違えずに手書きしなきゃいけないところとかあるよ。印鑑押してない、とかでしょっちゅう怒られてる。

B男　印鑑って何ですか？何に使うの？

A子　印鑑は必須アイテムだよ！

鈴木　大きい病院では、印鑑は遣唐使の時代と同じくらい重要なんだ（笑）。

A子　印鑑を押すものも多いけど、薬の使った量を伝票に全部書かないといけないとか、とにかく手書きするものが多くて、ボールペンの消費量が半端ないです。

鈴木　「働き方改革」とか言う前に、そういうところをなんとかすべきだよね。印鑑を不要にするとか、手書きを減らすとかね。

初期研修のマウンティングを回避するには

鈴木 研修医間で、マウンティングみたいなことって実際あったりするの？よく聞くんだけど、あんまりピンと来なくて……。

A子 今でも成績の話が出たりはしますね。「あいつは学生のとき、いつも再試組だったらしい」とか。

B男 手技を失敗したらちょっとバカにされるとかはありますね。

鈴木 確かに、そんなのはあったなあ。

A子 価値観が、大学受験のときから変わってない人が多いんじゃないでしょうか。そもそも医師国家試験自体も、数字や偏差値で見えるものだからなのか、みんな分かりやすい拠り所とか、目に見える結果を欲しがっているような気がします。日経メディカルでも、「（医学生時代に彼氏を見つけた）女子医学生の恋愛予後は比較的良好」とか、「病院就職後、女性医師の恋愛環境は悪化」とかいう女医の主張が書かれた記事があったんですが、ああいう記事を見ると「学生中に彼氏を見つけて、研修医が終わる頃に結婚しなきゃ」って女子医学生が焦るんです。人生にガイドラインはないって思うんですけど……。ただもちろん、こう言ってる自分もどこかで気にしちゃってはいます（苦笑）。

鈴木 う〜ん、「外したくない」というか、「失敗したくない願望」が強いんだね。レールから外れたくない。

B男 マウンティングといえば、「QOL重視派」みたいなレッテル貼りをされることはありますね。QOLを重視するなら〇〇科、△△科、□□科のどれかに入れ、みたいなことを言われたりします。僕は□□科志望なんですけど、普通に臨床的に興味があって進みたいと思っているのに、それを言うとQOL重視派の扱いをされちゃいます。

A子 私も全く同じです。興味があってその科に行きたいと思っているのに、QOL重視のレッテルを貼られてバカにされるのはあるよね。

鈴木 マウンティングって何なんだろうね？聞いていると、自らが選んだレールを否定したくないために、自分のレールから外れてる人をディスる。それによって、「自分の選択は間違っていないと、安心したい気持ちがあるのかなあ。西に向かう人もいれば東に向かう人もいるのに、東に向かう人から「お前、どんどん東から遠ざかってるけど、それでいいの？」とか言われても、困っちゃうよね。

マウンティングは医者の職業病？

鈴木 ただこれって、その人がどうとかじゃなくて、一種の職業病

なのかもしれないね。僕らも含めて、医者の仕事って、「速やかに白黒つける」仕事だから。そのために受験とか、医学部でも瞬時に正誤判断をしてきたじゃない。そもそも、正しさを求めてレッテルを貼るトレーニングを、何年間もずっと受けてきてるんだよね。

　実際は、ほとんどの事象は正しさと誤りのグラデーションのどこかに位置していて、100対0とか0対100ってことはあんまりないからね。

　例えば、どこかは真面目だけど、どこかは不真面目な人間って、当然両立するんだけど、最初に会った段階、いわば初診時に「この人は真面目キャラだ」「不真面目キャラだ」と決めつける。決めつけないと、僕ら医者はストレスがかかる（笑）。医者は不確実性に弱いのかもしれない。

B男　なるほど。ただ、現場としては、あまりにマウンティングする人がいると、される側は疲れちゃうんですよね。自慢ばっかりだったり、自分を良く見せようという気持ち、自意識とプライドが強すぎる人と関わると、特に疲労感があります。

不毛なマウンティング合戦を抜けるために

鈴木　繰り返しになるけど、マウンティングの背景は、(1)「レールから外れたくない」意識と、(2)「自分が乗ったレールを否定したくない」、(3)「他者に対する速やかな白黒思考」という要素があると思う。対処法としては、自分のレールに乗っていない人に対

しても、ちょっとだけ寛容になることだね。

　これは一見難しそうなんだけど、僕がお勧めするのは、「自分100人の村理論」です。自分の頭のなかに、自分が100人いる村を想像するんですよ。その上で、目の前の、自分と価値観が相容れない人に対して、「まあ、自分が100人いたら、こんな人も1人くらいはいるよなあ……」って想像するの。これって、フレームを変えれば「こいつとは99％相容れない！」っていうことでもあるんだけど、そこを、「100人中の1人」とすることによって、その人なりの物語とか、生活とかを尊重できるようになるんだな。

医者は情弱になりたくない！

A子　あと、情報戦で損することを嫌がる人がすごく多い印象です。例えばこの前、2年目のローテート希望を出したんですけど、今年から急に人気になって、抽選になった診療科がありました。それって、「あの診療科の研修はとても楽」っていう情報が今年になってから出回ったからなんです。

　マッチングでも結構そういうことがありましたね。都内からも近くて給与がちょっと高くて研修も楽で、みたいな病院が突然人気病院になって、見学に行くと先生たちは「なんでうちがこんなに人気なの？」って驚いているようなケース、結構あります。

鈴木　マッチングの人気ってホントよく分からないよね。ネットで「マッチング偏差値ランキング」とか載ってたり。ここでも偏差値

かよ（笑）っていう悲しさはある。

A子　とにかく効率良く、最短ルートを攻略したいんだと思います。看護師さんとかを見てると、海外留学したり休暇を取って旅行に行ったり、すごくのびのびやっているように見えるんですけど、医師はとにかく周囲から遅れを取ったり、「自分だけ知らなくて損した」みたいなことを恐れているように見えます。

鈴木　こう言っちゃなんだけど、みんな既に「医者」なんだから、経済的な不安とか将来的な不安なんて感じなくていいはずじゃない。

B男　医師は、みんなと同じことをしていればだいたい試験に受かるみたいなことを、ずっとやってきたから、外れるのが怖いんだろうっていうのはいつも思いますね。

鈴木　健全な競争なら大歓迎だけど、「最強のコスパを目指す」みたいな、ヘンな競争に明け暮れるのは悲しいなあ。これからの人生、つまり不確実な100年人生を考えたときに、ほぼ唯一といえる戦略って「心から好きなことをとことんやる」ってことなんだよね。自分の子どもの直感というか、「お！」ってなったときめきに従うこと。

　若いうちからお金とか、資格とか、QOLとか、いわゆる外発的動機をもとに進路を選ぶと、自分の内発的動機が分からなくなってくるんだ。つまり、「何がホントに好きかとか、何がホントにした

いとか分からないし、考えたこともない」状態。これが中年以降つらいんだよ。特にしたいことがないから、年収とQOLで仕事を選ぶしかない。マジで100年それで生きるの？って話になる。若いときにヘンに賢く生きるほど、自分の直感に向き合えなくなるからね。実は若いうちから、今起きていること、与えられたことを幼稚園児みたいに楽しんでやるのが最善なんだ（185ページ参照）。

大学病院と市中病院、医師・看護師関係に違いあり

鈴木 ちなみに、60ページで「看護師関係を制する研修医は初期研修を制す」と書いているんだけど、お二人は看護師さんとはうまくやってる？

A子 うちは大学病院だからなのか、とにかく看護師が強いです。先ほども言いましたが、書類に印鑑押してないとかでよく怒られます。

B男 全然ありませんね。「新しい研修医さんが来た」って感じで、歓迎してくれます。

A子 さすがにうちも、トラブルにまではなりません。ただ、当たりが強い人は多いので、私はなるべく新人看護師っぽい人に声をかけることで、自然と回避しているかもしれません。

鈴木 新人同士の会話はあるかも。新人看護師さんだと、研修医でも先生扱いしてくれるもんね。

A子 そうですね。でもやっぱり、担当の看護師を見つけ出して、「書類のここに印鑑お願いします」とか言うのはすごく嫌ですね。毎日看護師が変わるから顔を覚えていないし、いろんな人に「今担当看護師さんどこにいますか？」とか聞いて回って。で、「休憩行ってます」とか言われると絶望的な気持ちになるんですけど、「戻ったらPHSに連絡ください」とか伝言しておけば一安心ですね。

鈴木 う〜ん、ここでも印鑑、印鑑……。遣唐使かよ！

初期研修後のためにも知り合いを増やせ

鈴木 ところで、お二人は3年目はどうするの？

B男 2年目になってから考えますけど、僕は□□科に興味があるので、医局に入った方がいいかなと思っています。地方大学出身だし、□□科は医局に入っておいた方がいいとも聞きますし。

鈴木 確かにそうかもしれないね。ただ、一本足打法はやめて、いろいろと見ておいた方がいいよ。初期研修していると自覚が持てないかもしれないけど、後期研修医を欲しがらない医療機関や、医局

員がいらない医局はほとんどない。君たちはみんなが欲しがる人材なんだよ。だから、「あの大学の医局に進む」って決めすぎてしまうと、そこで人間関係が悪くなったり、現実が思ってたのと違ったときに、逃げ場がなくなってしまうんだよね。

　一番いいのは、いろんなところに知り合いを作って、その人と年に1回は会うとか、ゆるく関係をキープすることかな。これはウィークタイズ理論といって、家族や親友とは違ってめったに会わないような人の方が、キャリア形成に影響を及ぼすという話なんだ。ゆるく関係をつないでおくと、あるとき急に「うちの病院に来ない？」みたいな話になったりするんだよ（222ページ参照）。

A子　確かに、お正月に年賀状だけやり取りするとか、そういうゆるいつながりはありますね。

鈴木　実際、僕は恩師の先生に旅先のお土産を送ったことが、巡り巡って入局のきっかけになったんだよね。ホントに小さなことがきっかけ。

　周りを見ずに、一本足打法で「もう俺にはここしか居場所がないんだ！」みたいな振る舞いをしていると、ずっと待遇の悪い病院に行かされたり、足元を見られて都合よく使われたりしちゃうんだよ（224ページ参照）。大人の世界は厳しいからね。

B男　怖すぎる……。

鈴木　人事って、大抵は医局長が調整するわけだけど、そもそも医

局長って何か人事に関する特別な知識や経験があるわけではないし、医局長講習とかがあるわけじゃないからね。となると、人事もバランス良く行うっていうのは難しいんよ。そもそも知識も経験もなく、「キミ、来年から医局長お願いね」で決まるんだから。となると、自然と普段の人間関係とか、その人の権利主張意識なんかが優先されることもある。そういう意味でも、「あいつ、あんまり都合よく使うといなくなっちゃうかもしれない」みたいな危険な香りを漂わせておいた方がいいんだよ。「俺、外からもめっちゃ誘われているんですけど、まあそんなにこだわりもないんで、ここでいいっす」みたいな余裕があるのが大事。そして、実際に合わなきゃ即辞めりゃいいのさ。これからは組織より個人の時代だから。

A子 そういう意味では私、今の大学病院の先生にも、「あの大学の医局にも興味があって……」って話もしてます。ちょっと失礼かなと思うこともあったんですが、これからはどんどんアピールしていきます！

鈴木 うん、その方が余裕が出るんだよね。だから、B男君も今のうちに他を探しておいた方がいい。入局するかどうかとか考え込まず、知り合いを作るくらいの感じで臨むといいよ。まずは学会で会ったら「こんにちは」って挨拶できるくらいを目標にしよう。そういうつながりが、数年後、本当に効いてくるんだよ。

　婚活ではさておき、就活はいくらでもキープOKだから。実際には就職しなくても、知り合いが増えるだけでいいことがたくさんあるよ。

より良い医師人生ライフを歩むために

鈴木 ここまでいろいろ話してきたけれど、これから医師ライフを30年くらいやっていくと考えたとき、これから先をどう考えてる？

A子 私はさっき「女医は研修医が終わる頃に結婚しろとか言わないでほしい」って言いましたが、正直なところ、そのくらいに結婚できたらいいなという希望はありますし、賢い生き方だとは思います。でも、自分が楽しいと思えることや直感を一番大事にしたいですね。医学部に行こうと思ったのも、最後は直感でしたし（笑）。

鈴木 レールに乗ろうと焦る周囲を冷笑して見ながらも、自身も少しはレールを気にするよね。
　B男先生は？

B男 僕は、30年先も医師をやってるなんて全然想像できないですね。最近の、複数の仕事を持つパラレルキャリアの流れを考えれば、僕は貿易の仕事とかもやってみたいですね。

鈴木 そうだよね。医師って1つの道に打ち込むイチロータイプが好きな人が多いんだけど、僕はビジネスも器用にやっちゃう本田圭佑タイプというか、パラレルな考え方が好きだな。

A子 そう考えると、私も好きな音楽に関わる仕事をしたり、文章

や漫画を描いてみたいというひそかな野望はありますね。
　10年先を考えよう、だと「まずは後期研修を終えて、専門医を取って……」っていうところで終わっちゃうけど、30年単位で考えると、やってみたいことがいろいろ出てくるかも。

鈴木　そう、同じ仕事を30年もやり続けると考えるとつらくなっちゃう人もいると思う。読者の皆さんにも、一度考えてみてほしいな。
　そしてやっぱり、違う世界をのぞいたり、遠くに行ったりして動き続け、価値観を広げてほしいなあと思います。

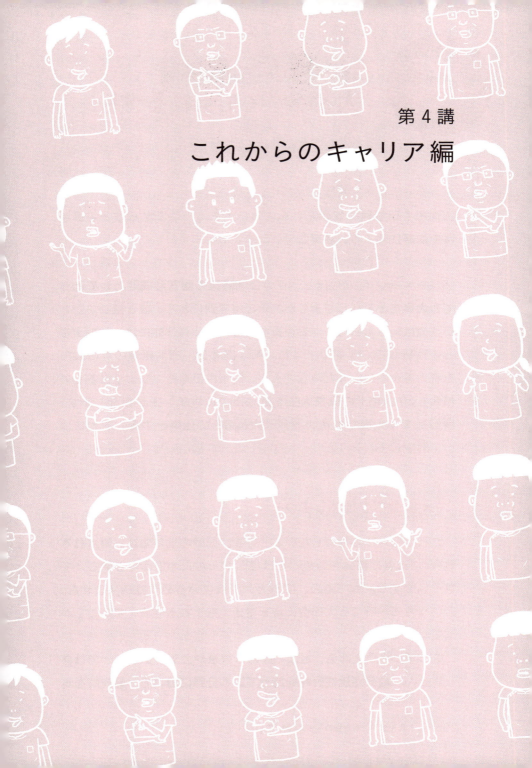

第4講
これからのキャリア編

25日目 若いうちに一度は"大都会"でもまれるべし

悩める研修医の皆さんこんにちは！さあ、ここからは3年目以降の進路に関するお話をしていこうと思います。

189ページで、20代というのは**価値観の器官形成期としてとっても大事**だとお話ししました。その臨界期にどこで誰と過ごすかというのは、もちろんとても大事なことです。具体的には、初期研修と後期研修の6年間ですよね。第4講では、初期研修の次の段階を考えるようになったみなさんと、3年目の進路、つまり（多くの場合）20代後半の職業人生を選ぶ上でのポイントを紹介します。今回は1番大事なポイント、「"大都会"で仕事をする」ことについて解説しましょう。

"大都会"で仕事しよう！

これは絶対にお勧めしたいことです。医師の地域偏在が叫ばれる昨今、「若者に都会を勧めるとはけしからん」という声も聞こえてきそうですな。もちろん、ずっと大都会にいる必要はありません。若いうちに一時でも大都会に身を置き、もまれる経験をすることが重要なんです。

ここでいう"大都会"とは、なにも東京や大阪ということではありません。**自分が現在興味を持っている分野において、最先端を走**

り、業界のオピニオンをリードし、最も医師人口が多い病院や研究室のことです。以降、本講義ではこれを「大都会」と定義し、大都会の対義語を「田舎」と定義します。

　例えば、熱帯医学を志す人にとっては長崎大学が大都会かもしれません。農村医学、家庭医療、移植外科、精神分析、内視鏡などなど、それぞれの領域によって大都会の場所は異なるでしょう。

　とにかく大事なのは、自分が目指す分野で**「一流の医師がいる環境」かつ「医師人口が多い環境」**に行くことです。

さまざまな医師に出会うことが、自分なりの医師道を見つける早道

　そのような環境に行くことで、さまざまな資質や知識を持つドクターに多数会い、色々な挫折と葛藤を味わいます。いろいろな医師に接することで、嫌でも自分の医師人生が相対化して見えてくるんですな。

「ああ、研究ではあの人に絶対に敵わない……」
「あいつ、すごい臨床センスだな…あれ天性だろ……」
「なんでこんな大都会で、こんなヘボい人[※]がのうのうとやっていられるんだろう……」

※注：この一見「ヘボい人」は、実際には勝ち馬に乗る社内政治力や、組織内調整力に長けた人材であることが多い。このような人はむしろ大都会に多く、かつ出世するものである。技術的課題解決志向が強い若者は社内政治や組織内調整などを軽視しがちで、このような人のすごさが理解しがたい。

私自身も産業医大、筑波大の産業精神医学と、「産業医の大都会」を渡り歩いてきました。一口に産業医と言っても、組織マネジメントの天才、作業環境管理のプロ、産業法学に長けた先生、社内のキーパーソンを一目で見抜く相人眼の持ち主、産業疫学研究者などなど、百人百色なんですね。そういった先生方に出会うなかで、私も自分の生き方が見えてきました。

ワイ　産業医の先生って、みんなきちっとして、しっかりした人が多いな。だから、新型うつや発達障害、パーソナリティ障害の患者さんに苦労してるんだ。不真面目でおバカなワイはそういった患者さんの対応が大好きだし、そんなに苦労しないけど、もしかして、とてもレアな能力なんじゃないか？そして、みんな東京、大阪、福岡などで勝負したがるな……。ワイは茨城が好きだから、茨城で勝負してみよう。

　とまあ、こんな感じで自分なりの活躍の場というか、居場所、**自尊心の置き所**を考えていくわけですね。

　こうしたことは、産業医学の**田舎にいては絶対に気づけない**ことです。恐らく私も、大都会を経験することなく田舎で過ごしていれば、「産業医って、健診かなんかでやるおじいちゃんドクターの仕事でしょ？」とか、「ワイが産業医でナンバーワンなんや、ホントは都会でも負けないんやで（震え声）」とか思いつつ、その一方で、「本当にそうなのかな？」と葛藤し、腹落ちしない悶々とした人生を送っていたでしょうね。
　とにかく大事なのは、20代、遅くとも35歳までにしっかりと**自分の活躍の場所に気づき、腹落ちすること**です。そのためには、

他の人生を腹落ちして諦めなければなりません。

諦めるとは、仏教用語では「明らかにする」ことを意味します。自分に残された時間で何ができて、何ができないかを心から理解すること。そして、**諦めるための最適環境が大都会**なんですね。残念ながら、**いくらインターネットで有名病院や研究室をのぞいても「腹落ち」できない**んですよ。どんどん悶々とします。ぶっちゃけ時間の無駄です。さあ、ネットを捨てよ！街に出よ！

大都会に数年食らいつけば、知らず知らずのうちに成長している

「田舎の学問より京の昼寝」「田舎の三年、京の昼寝」という言葉があります。ミックスして解釈するとですね、「田舎にこもって独学で一生懸命勉強するより、大都会で多くの人と、のほほんとでも過ごす方が成果が出るし、成長しますよ」ってことです。

大都会には、20人に1人くらいの割合で、「マジでどうしようもなくすごい人」がいます。そういう医師の一言、二言は、凡人の半年の努力より価値があります。しかもその一言はカチッとしたカンファレンスではなく、普段の何気ないコーヒーブレイクや、昼食、雑談のときに出るんですね。こういった示唆に触れるほうが田舎でググるよりも成長効率が圧倒的に高いんです。

また大都会には、「この分野においてこの国を引っ張っていくんだ！」というムードと意識が当然のように流れています。例えばサッカーでも、ドイツのFC バイエルン・ミュンヘン、スペインのFC バルセロナのように、「国内リーグは優勝で当たり前。チャンピオ

ンズリーグをいかに優勝するか」ということを意識しているチームと、国内で残留争いをするチームではおのずと「職業サッカー観」に著しい差が出てきます。

　「麻の中の蓬」という言葉がありますが、意識低い人間も意識の高い環境にいると自然と意識が高まるもんなんです。ですから、私はむしろ**意識低い人、将来楽をしたい人にこそ、大都会に出るべきだと言いたい**ですね。大都会でビリっけつでもいいんですよ。「**ビリっけつでも数年食らいつきゃOK**」なんです。

　おやおや、そこのハナタレ坊ちゃん、「オラみてえな、おバカな怠けもんが行って、都会もんに馬鹿にされねべか？」と行く前からハラハラ心配していませんか？　これがね、意外と大丈夫なもんなんですよ。大都会ってそもそも人の出入りが多いですから、「マジでどうしようもなくすごい人」が来ることに慣れている一方で、「**マジでどうしようもない人」を受け入れることにも慣れています**。行ってみて、どうしても合わなければ早めに田舎に帰りましょうや。人が多いので、そういうことにも比較的慣れてますし、良くも悪くもあんまり他人に関心がないのが、大都会です。

　仮に3カ月で離れたとしても、「自分は大都会でやっていくのは合ってなかった」と腹落ちできれば、大きな収穫でしょう。

「何がしたいのか分からない」なら、とりあえず東京に行くのも手

　「いまだに何がしたいのか分からない」「自分にとっての大都会が

どこか分からない」というお嬢ちゃん、お坊ちゃんもいるかもしれませんね。

　そういう人は、とにかく**東京23区で、医者がたくさんいる病院に行きましょう。**

　「え、そんな単純なことでいいの？」って思うかもしれませんが、いいんです。東京は日本の政治・経済・文化、諸々の圧倒的中心地です。世界最大級のメガロポリスです。そこで一定期間過ごし、様々な出会いをするだけで、自らのやりたいことや、アイデンティティーに気づけます。っていうか、気づかざるを得ません。

　逆説的ですが、自分の出身地や母校、地方の魅力に気づくこともあります。気付いて、諦めがついたときにUターン、Iターンすればよし。諦めがつかないなら、東京でもうひと踏ん張りすればよし！どっちに転んでもOKです。

リピートアフターミー！

◎ 意識高い人も、QOL重視派も、30代以降の人生ライフにしっかり腹落ちするために、一度は大都会に出てみよう！

26日目 ガイアが俺に「もっと働け」とささやいている

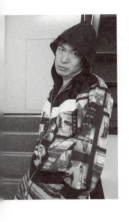

　やれやれ、どうやら今夜も俺のメス(言葉)がお前を緊急手術(カウンセリング)することになりそうだ。
　安心しろ、どれだけ涙を流してもショックにはならない。涙のイン・アウト・バランスは、もう考えなくていい。
　人生もライフもQOLも向上させろ。二兎追うな、三兎追え。
　漆黒の白衣を身に纏え。始めるぞ、
　†人生ライフ向上塾†(カオス・エロース・タルタロス)

　……はい！悩める研修医の皆さんこんにちは！毎度おなじみ人生ライフ向上塾のお時間がやってまいりました。

　3年目の進路選択における2つ目のポイントは、**「本気で働ける環境か？」**ということです。

　読者の中には、**突然イキり出した筆者にドン引き**した方もいらっしゃるかもしれませんね。おやおや、そこのお坊ちゃん、「こんなの人生ライフ向上塾らしくないッスよ！意識高すぎ！いや、むしろ低いのか？よく分かんねー！」って、アタマ抱えてまんなあ。まあ、そうフテ腐れずに、続きを読むこと！ワイも本気や！

189ページで、「20代後半に行うべきは労働観のものさしをつくること」というお話をしましたよね。本講は、実はそのものさしづくりに関わってくるお話なんです。「若いうちに本気を出す」ということは、自分の能力というものさしの最大長を知るということになるんですよ。

若いうちに、お前の「最高速度(ポテンシャル)」を知れ

　とにかく若いうちは、「自分が専門診療科で働いたら、どのくらい成果を挙げられるんだろう」「自分には何ができるんだろう」と、ワクワクしがちです。自分のポテンシャルに大いなる可能性を感じているわけですな。その一方で、まだ具体的な実績は皆無なわけですから、当然、そのポテンシャルに確固たる自信を持てないわけです。この、フワフワとした自信をガッチリとした確信に変えるために必要な手続きが、「一時期、本気の本気で働く」ということなんですね。

　皆さんは例えるならばスピードメーターのないピカピカの自動車みたいなもんです。その最高速度は、アクセルを目いっぱい踏まなければ分かりませんよね。つまり、自分を限界まで追い込むということ。

　しかし悲しいかな、人間というのはかなり追い込まれないと、自分の限界が分かりません。例えば3年目に**まったりとした環境を選んでしまうと、最高時速70キロくらいで乗り切れちゃいます。**え？それでもいいじゃんかって？う〜ん、どうでしょうか。「自分の本気は時速70キロだ！」って腹落ちできればいいですよ？です

がねえ、残念ながらことはそう単純ではないんですね。本気を出さないことによって、その後皆さんの人生ライフには様々な疑心暗鬼が芽生えてきます。

「成長している実感がない。このままで大丈夫だろうか」
「自分ができることって、こんなもんなのかな？う〜ん」
「知らず知らずのうちに、同期に置いていかれているんじゃないか？」

とまあ、こんな感じで見えない他者と比較しながら、成長実感のない日々に悶々とします。そして悶々を無理やり合理化するためにですね、**匿名掲示板で「QOL 派の俺大勝利！」「医畜乙wwww」と書くことが楽しみな、QOL の低い人生ライフ**を送ることになってしまうんですな。

産業医という立場でありながら、誤解を招くことを恐れずに申し上げますよ。私は若い一時期に仕事で修羅場をくぐることは、医師としての長期的な QOL を築くために、とても大事なことだと思っています。過重労働をしろとは言いません。定時勤務でもいいのですが、それでも、極限まで労働密度の高い時期があるということは、自分の能力、ポテンシャルに腹落ちするためにとても大事なプロセスなんですね。

仕事からの帰り道、月を見上げて「おいおい俺よ、この１カ月、やばいくらい働いてるんじゃないか？」「私、これ以上働くことってこれからの人生あるんだろうか、いやない！[※]」と思える一時期ですよ。このプロセスを経ることで、自分の本当の最高速度が分か

※注　悲しいかな。それ以降もっともっと働くことになるのが常である。

ります。

　最高速度が時速 180 キロの人もいるでしょう。時速 300 キロのスーパーカーな人もいるでしょう。そういう人はぜひ世界で勝負してくださいな！

　一方で、時速 120 キロの人もいるかもしれませんね。大丈夫ですよ。**医師人生というのは受験のような舗装されたサーキットのスプリント勝負ではありません。それはそれは途方もなく長い、道なき道を行くラリーのようなもんです。**時速 60 キロで 10 年、20 年、30 年コツコツと進むことで見える医師道もあります。大事なのは、速さではありません。出せる速さを知ることです。自分の特性を知って、その後の人生戦略をしっかり築いていきましょうや。

見学ポイントは後期研修医が「生き生きと」「忙しそう」に働いているか

　129 ページで、Job demand-control-support model を紹介しました。初期研修医時代の修羅場というのは、仕事の裁量度がほぼゼロなので、それはそれは苦痛なものになります。しかし、3 年目以降は主治医として患者に関わり、仕事の裁量が大幅に増えますから、忙しくなりつつも初期研修医時代ほどつらくはありません。むしろ、ちょっとハイなテンションで仕事できるでしょう。そういう人は良いキャリアを歩んでると思っていいです。

そこで今回、後期研修先の病院見学をしている先生のために、雑なチェックポイントを作りました。

見学時の後期研修医の言動からみる職場環境 4 タイプ

後期研修医が「ぶっちゃけ、うちは結構しんどいよ！」と言っており、実際忙しそう。ただ、みんな顔がイキイキしている。
　→**アクティブな環境**：理想的。

後期研修医が「ぶっちゃけ、うちは結構しんどいよ……」と言っており、実際忙しそう。そして、みんな顔が死んでいる。
　→**高ストレス環境**：潰される恐れがある。絶対避けるべき。

後期研修医が「比較的ゆっくりやれるよ」と言っており、実際割と暇そう。ただ、みんな顔がイキイキしている。
　→**低ストレスな環境**：育児・介護などを抱えている場合は選択肢として理想的。

後期研修医が「比較的ゆっくりやれるよ」と言っており、実際割と暇そう。ただ、みんな顔が死んでいる。
　→**パッシブな環境**：成長実感が得られず悶々とするので、なるべく避けるべき。

育児も本気で取り組む価値のある大事な仕事だ

さて、つらつらと書いてきましたが、これまでの内容は、あくまでも大多数である独身の研修医を想定しています。ですので、この

先あるいは現在育児などを抱えている場合は、別の戦略が必要になります。

育児がありながらアクティブな環境に進んでしまうと、**仕事面で全力を出し切れず、一方で育児にも完璧に向き合えないというダブルの不全感**を感じてしまうんですな。もし、育児が予測されるのであれば、仕事の要求量が少ない低ストレス環境、またはパッシブ環境を選びましょう。

医者という人間の命を預かる仕事をする上で、**育児はこの上ない成長体験**になります。育児には、30代以降求められるコミュニケーションスキルや、人材マネジメントスキル、感情コントロールなどの要素がてんこ盛りに盛り込まれていますからね。ですから、もし仮に、仕事か育児かという2択を迫られるようなことがあれば、**私は迷わず育児に全力投球することを勧めます**。私もこう見えて3児の父ですが、子どもの成長というのは本当に早いんです。仕事は後からでも成長できます。**大事なのは今この時のあなたしかできないことに全力を注ぐこと**なんですよ。

リピートアフターミー！

◎ 赤ちゃんも、お前にしか守れない
　大事なクランケなんだぜ？

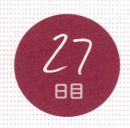

人間関係はゆるくいこう！

　悩める研修医の皆さんこんにちは！さて、3年目進路シリーズ第3回目は、人間関係についてです。
　131ページで、ストレス対処に職場の人間関係、社会的サポートが重要であることを紹介しましたよね？ただねえ、今後長い医師人生を歩む上では、必ずしも濃密な人間関係がいいとは限らないんですな。そこはご注意を！

緊密でも空疎でもない、ゆるい人間関係とは？

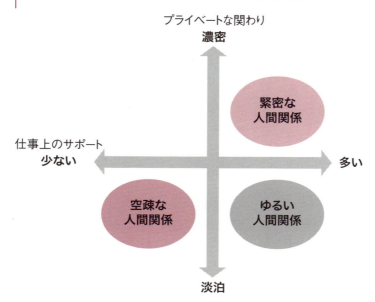

まずは分かりやすく図示してみました。ゆるい人間関係とは、ざっくばらんに言えば、**「仕事上はしっかりと関わり、お互いにサポートするけれど、プライベートは割とさばさばした関係」**ということです。おやおや、そこのお嬢さん、かわいい顔を膨らましてまんなあ。「空疎な人間関係がダメなのは分かりますよ？でも、緊密なのがダメってどうして！？」

　あららん、そこの体育会系のお坊ちゃんも、早速首をかしげてまんなあ。「ウス！自分も納得できないッス！プライベートな関わりが淡々としてるなんて、そんなん、さみしいッスよ！毎日みんなで飲み会したいッス」気持ちは分かる！ワイも飲み会大好きやで！

３年後の「想定外な自分」を想定してキャリアを築こう

　さて、ここからはなぜゆるいつながりが大事なのか？というよりも、**なぜ職場における緊密な人間関係が長い職業人生におけるリスクになるのか**という話をしましょう。

　３年目の病院や医局を選ぶとき、あなたは「ここが私の生きる場所！」と本気で思って選ぶかもしれません。その時点で、その思いになることには間違いないんですよ。ユーアーライト！

　でもね、他の医師の働き方や生き方に触れ、自分なりに本気で働いて、自分のものさしを作っていくなかで、**おのずと新しい働き方や働き場所を考えるようになってきます**。また、見学時は理想の環境だと思っていたのが、実際は「思ってたんと違うやん（リアリティーショック、50ページ参照）」ってなことも出てくるでしょう

研修医のための　人生ライフ向上塾！

ね。悲しいかな、人間というのは何歳になっても、新たなキャリア課題にぶつかっていくんですよ。隣の芝生はエバーグリーン！

> **あなたの3年後にこうした「想定外の心境変化」が かなりの高確率で想定される**
>
> 「最先端の研究がしたくてここに来たけど、自分には向いてないな。むしろ、地域で顔が見える臨床がしてみたくなってきた……」
>
> 「研究なんてこれっぽっちも興味なかったのに、上に言われて嫌々始めたら面白くて面白くて……もっと研究がしたい。できれば留学したい」
>
> 「医者が多すぎて、自分に症例が回ってこない。もっと医者が少ない環境で働きたい」
>
> 「地域医療に興味があってここを選んだけど、一度都会に出てみたい」
>
> 「3年目のときは結婚とか、子育てなんて考えてなかったけど、本当に好きな人ができた。あの人と温かい家庭を築きたい」
>
> 「大学院に入ったはいいけど、研究向いてないからやめたい……」
>
> 「今の科に全く向いてない気がする。他の科に転科しようかな……」
>
> 「起業やNPOなど、病院の外から医療を変えていきたい」

　こういったキャリアの変更の際に、職場の人間関係が緊密すぎると、**温かかったサポートが余計なしがらみになってしまう**ことがあ

ります。緊密な人間関係は鎖にも似ています。そこに安住している間は居心地がいいのですが、新しい挑戦や変化を試みる際に、初めて鎖の重さと頑健さに気づきます。それを断ち切るめんどくささたるや、実家の親や地元の中学の先輩の100倍くらいめんどくさいと思いましょう。

これまで毎日を濃密に、とっても仲良く楽しくやっていたはずなのに、**離れるとなるとなぜか陰で「裏切り者」「恩知らず」などと罵られたりしてケンカ別れしてしまうケースも少なくありません**。「なんでここまで尽くしてきたのに、そんなこと言われなきゃいけないの？」って、枕を濡らすのは悲しいですよねえ、お嬢さん。

これからの知的職業専門人は流動的に、フラットに働くようになる

なぜこのような悲しいケンカ別れが生じるのでしょうか？ 残念ながら、現在は新旧労働観の過渡期だからなんですね。指導医世代の一部は「飲み会で入局宣言する」などの、男気で入局することが武勇伝となっていたりする、いわゆる**メンバーシップ型の雇用観**を抱いています。つまり、雇い入れる際には仕事ができる、できないということ以上に、病院や医局の**暗黙の空気や秩序・しきたりを永年守ることができるメンバーかどうかを最重視**します。

一方、皆さん世代の雇用観は徐々に変わりつつありますよね。インターネットで「専門医資格が得られるか」「症例数は十分あるか」などの客観的情報を意識したりしてるじゃないですか。これは既に、**欧米的なジョブ型の雇用観に移りつつある**段階だと私は思います。

異性交遊に例えれば、**片一方のおじさんは永遠の愛を誓い合う結婚のような期待をしているのに対し、片一方の若いお姉ちゃんはシェアハウスくらいの気持ちで暮らしているようなもん**ですよ。

　このような雇用観ギャップは医師に限った話ではありません。日本型終身雇用が崩壊した後の理系専門職なら大なり小なり味わっているでしょう。ただね、これからの時代、グローバル化、IoT (Internet of Things)、人工知能、遠隔診療、ロボット活用、低コスト輸送の確立などによって、あらゆる**知的職業専門人の働き方はますます流動的に、かつフラットになっていきます**。というか、なっていかざるを得ません。メンバーシップ型の日本的雇用関係はゆるやかにかつ確実に消失していくでしょう。

　少なくとも皆さんが働き盛りとなる 2030 年代には、職場も仕事も連続して変化していくことが当たり前の時代になります。

> ### 新たなキャリアに導いてくれるのは、
> ### 職場の仲間ではなく、広く弱いつながり

　また、意外なことに重要な転職チャンスをもたらしてくれるのは、日々接触する緊密な人間ではなく、「年に 1 回以上、週に 1 回以下会う」くらいの、弱いつながりの知人であることが知られています。これは 1973 年の Granovetter の研究[1]により、「**ウイークタイズ（弱い紐帯）理論**」として広く知られ、近年 SNS の発展などによりますます注目されています。

　今後思いがけないキャリアチャンスを得るためにも、さまざまな

立場、職種の人々と広く浅い付き合いをすることは非常に重要なことです。

つまり、**オンのときは職場の人としっかり協力し合って成長し、オフでは広く浅い付き合いを広げていく方略**が基本的には望ましいでしょう。手始めに、現在所属する病院や医局コミュニティーから離れ、1つでいいから居心地の良いコミュニティーを形成しましょう。勉強会やワークショップを主催してもいいかもしれませんし、同窓会を企画するのもいいかもしれません。夢中になれる趣味から思わぬネットワークが広がることもあります。

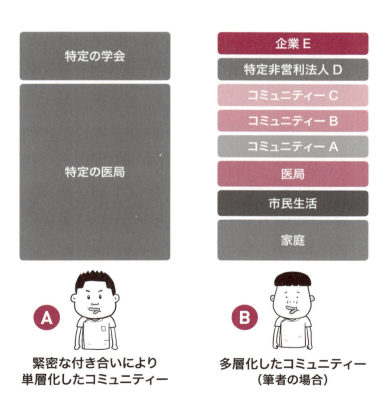

A 緊密な付き合いにより単層化したコミュニティー

B 多層化したコミュニティー（筆者の場合）

図のAのように、緊密な人間関係で過ごすとオフの時間も大きく拘束されるため、人間関係コミュニティーを広げることができず、持っているコミュニティーが閉鎖的かつ単層化してしまい、そのため新たなキャリアチャンスが得られず、さらに単層化したコミュニティーに没頭し……という悪循環に陥ってしまいます。また、**コミュニティーの人事権を持つボスに「こいつはもう他に行き場所がないな」とロックオンされたら、悲惨な人事を押し付けられても断ることができずに、搾取され続ける人生を送る羽目になってしまいます。**怖いのう、怖いのう。

　投資家の格言に「1つのカゴに全ての卵を入れるな」という言葉がありますが、これは人間関係にも当てはまります。1つのコミュニティーにあなたの資源を全て投入することは、**「私をいくらでも安く使ってください」と自ら表明するようなもの**です。危険ですぞ！
　さあ、これからの働き方、少しは見えてきたでしょうか？

リピートアフターミー！

◎ 今の好き！やりたい！は、
　　3年後必ず変わってくる！
◎ 変化に対応するために、人間関係や
　　コミュニティーは、ゆるく、浅く、広くが基本!!

【参考文献】
1) Granovetter, M. S. The American Journal of Sociology. 1973;78:1360–80.
2) 佐々木俊尚『レイヤー化する世界』(NHK出版、2013年)

28日目 日々の研修に割くパワーは80％でいい

　悩める研修医の皆さんこんにちは！ いよいよ本講も最終日になりましたね。

　ちなみに、ここまで書いてきてから身も蓋もないことを言いますと、「ぶっちゃけ、人生ライフ向上させるのって、ムズイよね！！」。

　だってねえ、初期研修医1年目の皆さんは去年まで20年間、ひたすら正解のある問題ばっか解かされて、正解するたびに褒められてきたわけじゃないですか。まあこんな感じですよね。

マンマ　○○ちゃん！また偏差値伸びたのね！これなら□□大医学部行けるわよ！ママハッピー！**ママのハッピー度は、○○ちゃんの偏差値と正比例してるんだから！**
ワイ　ママが喜んでくれてる！ワイの人生ライフもハッピー☆ハッピー☆

　これがねえ、大学を卒業すると、突然4月からハシゴ外されますからね……。

社会　あとは自分の好きに生きるんやで！キミ、もう自由や！あ、でも自由やから、ぜーんぶ、自己責任なんやで☆（ニッコリ）

……というわけで、**20年モノのビンテージ真面目ちゃんほど大☆混☆乱！** やれやれ、人生、困ったもんですな。

ですので、私は研修医向けの講演のとき、よくこんなことを言うのです。

80% は、**日々の研修**に向き合ってほしい。
ただ、**20%** は、**未来に向けた知性**を磨いてほしい。
さらに、そのうち20%、
つまり **4%** は、**バカ**を真面目にやってほしい。

なんで「100%を日々の研修に」じゃないの？ その3つの理由

以前のコラムにもありますが、僕は必ず「週に1日は完全な休日を作って、病院から離れなさい」と言います。理想は1.5日くらい休めるといいですね。1.5日÷7日≒20%ということで、その時間は**未来への自己投資**に充てられますから。

100%今を生きるのは危ないんですよ。その理由をざっくり書くと、

1) 今に100%の力をつぎ込むと、将来のルール変化に対応できない
2) 今に100%の力をつぎ込む行為自体が目的化され、思考停止してしまう
3) その結果、他人から与えられたルールに従い続ける人生を送る羽目になる

ってことなんですな。

1）今に100%の力をつぎ込むと、
　　将来のルール変化に対応できない

　皆さん、5年前の成績を覚えていますか？どいつが首席だったとか、自分は2年生のとき学年何番だったとか、同窓会や結婚式で突然言い出すやつがいたら、**ドン引き**ですよね？

　それと同様にですね、悲しいかな、今、皆さんががむしゃらに向き合っている**初期研修も、5年経つとホント、どうでもいいことになる**んですね。今は「早くCV入れたい！」と思っていることでしょう。でも、将来必ず新しい壁や、価値観・ルールの変化にぶつかります。
　例えば10年後や20年後、**人工知能とか遠隔医療、ロボットの普及**で、「あんたらが一生懸命覚えた手技やけどな、これからは遠隔ロボットにお願いするわ！」「ごめんな〜、ぶっちゃけ、君より**ワト○ン君**のほうが賢いやん？だから診断・治療はワ○ソン君の言った通りにやって、最後の決定ボタンクリックだけよろしくな！」とか言われるかもしれませんね。その時どうしましょうね〜？

2）今に100%の力をつぎ込む行為自体が目的化され、
　　思考停止してしまう

　研修医が今に100%の力をつぎ込むということはどういうことか？簡単にいえば、忙しいなかで患者さんや病院、指導医の期待に応えるということですね。一見素晴らしいことのようですが、その一方で、「当のあなたの人生」は完全に置き去りにされてしまっていませんか？フェアーイズユア人生ライフ？

困ったことに、今の組織に適応することが上手になるほど、自分の人生の問題に向き合わずにやり過ごせるんですな。向き合う時間が減ると、向き合って考え続ける力が養われず、廃用萎縮していきます。そして、いつしか**「思考停止」**に陥るわけです。

　20代ならば、独り身でフットワークが軽い人が多いですからね。意外と思考停止していても問題は表面化しないかもしれません。でもね、**30代は違います。**キャリアアップ、結婚、育児、介護などを機に、否が応で**自分の人生の課題を突き付けられる**んですね。20代で自分の課題に向き合わないまま、30代に突入するのはきっついですよ。

お腹ぶよぶよで長友とマッチアップするようなものだと思ってください。

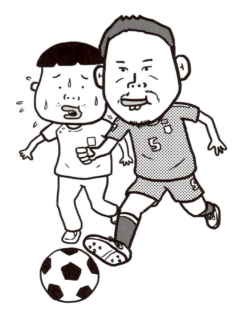

思考停止した状態で突然課題を提示されると、大抵はさらに思考停止することによって問題を先送りしたくなり、さらに組織への適応（逃避？）を深めていってしまい、さらに思考停止して……といった悪循環が生じます。そして気づけば40代！ ぶよぶよ40代 vs. 長友！ おっかないのう、おっかないのう。

> **30代に襲いかかる「思考停止ワード」**
>
> ホントは○○したいんだけどね〜
> もう、子どももいるしね〜
> ま、今の医局じゃね〜
> ま、今の病院じゃね〜
> （後輩を見て）若いうちに好きなことをやっておきなよ！ 年を取るとできなくなるから！

3）その結果、他人から与えられたルールに従い続ける人生を送る羽目になる

　将来のルール変化に対応できず、しかも思考停止した状態で組織への適応を深めていくと、どうなるでしょうか。結局、ずっと他人が敷いたレールを走り続ける人生が待っています。

　レールとは、病院や教授からの指示かもしれませんし、マッマやパッパ、配偶者かもしれません。もう少しマクロに見ると、医学界とか、世間かもしれません。様々な伝統的価値観というレールに沿って生きていくわけですね。

「別にそれでいいじゃないか！偉そうに！バカにするな！」という怒号が飛んでそうですな。いや、モチロン、それで最後まで満足した人生を全うすることができれば、とってもOKなんですよ。**昭和時代くらいまではそのルールでOKでしたからね。昭和時代ならユーアーライト！**

ただ、これからはどんどんルールが変化するんですよ。それどころか、困ったことに**レールを敷いてきたおっさんが突然手のひら返すってことが、結構ある**んですよ。今のうちからそういうのにもサクッと慣れていったほうがいいです。さあ、手のひら返しに泣く前に、リピートアフターミー！

「ま、大人ってそんなもんでしょ。別に頼りにしてないし（鼻ほじー）」

これからは歪なガタガタレールを走らされますし、途中でレールがなくなるのが当たり前の時代になってきます。既存のルールができたかと思ったらまた変わっていく時代になります。いわゆる不確実時代ですな。

このような時代は、むしろ**多少レールから外れていても、自分の軸と考えで走り続ける人のほうが安定する**という摩訶不思議な現象が起きるんです。

まあ、そうはいっても20年間、新幹線みたいな生き方をしてきたお嬢さん、お坊ちゃんにとっては、「既存のレールから外れる！」というのはとっても怖いですよね。そんなあなたにおススメ！これからの時代は、レールに沿いつつも、いつでも方向転換できる**軌陸車**のように生きてみませんか？

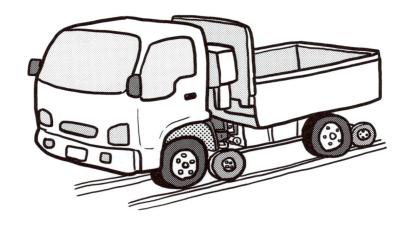

　20代のうちは、80％はレールに沿いつつも、20％はタイヤとハンドル、つまり自分軸をつくっていく時間に充てるのです。

軌陸車になるために、80％は、日々の研修に向き合おう！

　さて、ここまでは「100％今に向き合うヤバさ」を書いてきたわけですけど、その一方で、**「今に20％、未来に80％」**では困っちゃうんですな。ちなみに世間ではそれを**「現実逃避」**といいます。やっぱり勤務時間は仕事が大事！本書読むよりお仕事やで！

　以前、「研修の真の目的は医療観の拡張だ」「20代はものさしづくりが大事だ」とか言いましたよね。覚えていますか？正直、皆さんの研修に対するモチベーションも、そのお腹のように**ダルンダルンに中だるみ**してくる時期ですよね。**研修医ルームでモン○ンとかポケ○ンGOやってる奴が現れる時期**ですよ。

まあ正直、**サンプル動画専門医**の私も、その気持ちはね、痛いほど分かるわけですわ……。でもね、やっぱり勤務時間は、とにかく目の前の患者さん一人ひとりが大事！どんな科でも、どんな病院でも、今ローテする診療科の経験が自分を磨く上で大事ですよ。

20%は休養を！まずは週に1日の休養を取ろう!

　最低でも週に1日、完全な休日を取れていますか？まずはこれが自分軸をつくるスタート地点になります。え？うちの病院は休めない空気だって？

　産業医として断言しますよ。**研修医が週1日完全に不在になることで破綻する職場なんて絶対ありません。**もしあるとしたら、それは**あなた個人の問題ではなく、システムの問題ですから、つまるところ病院管理側の問題です。**完全な法律違反ですからね。

　おやおや、そこの真面目なお嬢ちゃん、「そんなこといっても、上級医は毎日来てるから、無理ですよ！」って？まあ気持ちは分からんでもないですが、前にも言ったでしょう？皆さんと上級医では仕事のコントロール度が違うんですわ。

　あと、上級医のなかにはたま〜に、「ぶっちゃけ、家族に向き合うより患者に向き合うほうが楽！」って人もいますからねえ。楽を選んでるんですわ。

　ぐっとお腹に力入れて、もう一回本文を読みましょう！なんとなく、その場の雰囲気や既存の価値観を察知し、自発的に隷従するというのは、実はとっても思考停止した、楽な営みなんです。お腹ぶよぶよ状態なわけですよ。それを抜け出すための休日、休養です。スクワットみたいに、最初はきついですけど、徐々に慣れてきます。大丈夫！プレッシャーに負けずに取ろう！休養！

自分軸を作るための「休養」、「教養」、「バカ」

長友に負けないための自分軸って何でしょうな？ それはずばり、**「休養」「教養」「バカ」**です。これらは、すぐには使えないかもしれませんが、5年、10年、20年と続けることで自由と自立をもたらすんですわ。いやホントよ？

教養とは、ざっくり言えば歴史と、古典（古来から残り続ける思想。哲学や文学、宗教などなど）を知ることだと思います。「変化が激しい時代だ」「先が見えない時代だ」ってマスコミは煽りますが、先が見える時代なんてそもそもあったんですかね？いやないでしょう（反語）。

でも大丈夫。歴史は繰り返すと言いますが、大抵の変化というものには、いくつも先行事例があるわけですな。ですから、過去から学ぶことで未来のことはざっくりと予想できるわけです。だから、これまで積み重なった**「歴史」は未来への預言書**になり得ますし、淘汰されずに残った**「古典」は人としての生き方の普遍的な指針**となるわけです。歴史と古典に触れても、明日の天気は分からないかもしれません。CVカテが上達するわけでもありません。しかし、今後10年、20年の方向性は必ず見えてきます。

教養の先にある、実践としての「バカ」

さて、教養を深めた先に、何が見えるでしょうか。実は、意外や意外、「バカ」なんですよ。歴史と古典を知る中で皆さんが出会った知の巨人たちも、多くは生きている間、かなり周りからは「バカにされて」生きています。場合によっては存命中も、死後何年間も

「バカにされて」いた人も数多くいますわね。

「燕雀安んぞ鴻鵠の志を知らんや」という言葉もありますが、普段私たちはどうしても目の前のことに追われ、小賢しく生きてしまいがちです。するとですな、実は大志を持った行動を取っている人たときに、「なにバカなことしてるんやろう？」と思ってしまいがちです。

バカという言葉はとても多義的ですよね。「愚かなこと」「知能が低い」といったネガティブな文脈でも用いられますし、「ある特定分野に異常に執着している」とき（例：数学バカ、野球バカ）や、「並外れてすごいさま（例：バカ力、バカ売れ）」にも用います。バカの重要性は残念ながら説明が難しい。でもね、断言します。はっきり言いますよ。

ベクトルの方向が既存の価値観からは全く理解されないが、自らの理想を貫く行動を取ることは、自律して生きていく上で最も大事な要素なんです。

また、ある人の行動が、自分の価値観では受け入れられない、バカな行動に見えようとも、その人がなんらかの価値を見いだしているということそのものについて、包摂的に受け入れることこそが、教養ある態度なんです。

リピートアフターミー！

◎ 目の前のレールに100％全力で向き合うのは、思考停止の第一歩！

◎ 生活の20％は「休養」、「教養」、「バカ」に充て、不確実時代を乗り切る自分軸をつくろう！

◎ 周囲からバカにされても、どこ吹く風な自分軸をつくることで、むしろこれからの人生ライフは安定する！

はい、みなさん1カ月間おつかれさまでした！！

柏木秀行 × 鈴木瞬

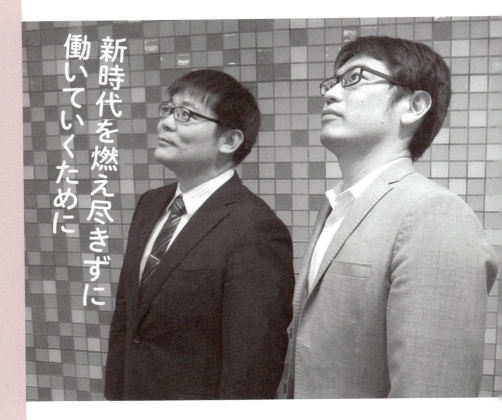

新時代を燃え尽きずに働いていくために

柏木秀行 先生プロフィール

飯塚病院緩和ケア科部長・地域包括ケア推進本部副本部長・筑豊地区介護予防支援センター長・社会福祉士

1981年生まれ。2007年筑波大医学専門学群を卒業後、飯塚病院にて初期研修修了。同院総合診療科を経て、現在は緩和ケア科部長として研修医教育、診療、部門の運営に携わる。グロービス経営大学院修了。日本緩和医療学会理事。

それぞれの研修医時代から、今に至るまで

鈴木 僕は学部時代から産業保健を志望していたので、初期研修先に産業医大病院を選びました。こんな本を書いておいて何なんですが、初期研修開始当初は過剰適応気味になって、いわゆる「ほぼ休まない研修医」をやっていました。最初 ICU を周ることになり、とにかく気負ってしまって、風呂にも 2〜3 日入らず、休日も当直室や日直室に顔を出す、なんていう日もあって。今思えばまさに、ハネムーン期そのものでしたね（27 ページ参照）。

　もう一つ大きなトピックがあって、2 年目後半に回った 2 カ月の小児科研修で「うつ」になってしまったんですよね。それまではどの科も興味を持って回っていたつもりだったのですが、小児科の直前に回っていた心療内科研修は必修ではなく選択した科なので、とても楽しかった分落差もあるし、今後の産業保健と小児科の共通点がどうしても見いだせなかった。小児科は完全な休日がなくて、しかも妻との結婚・妊娠というライフイベントも重なるし……と悪い条件が重なりました。

　大学病院の小児科は専門性が高い上に、主治医グループと患児、ご家族との信頼関係がしっかりと形成されているので、いきなりポッと来て、すぐいなくなる研修医が説明しても当然納得してもらえないんですよね。「毎回何もできないし、家族からも看護師からも何も期待されていない。けれど、毎回ファーストコールで呼ばれる」というのが本当につらかったですね。心療内科時代の指導医が僕の主治医になり、産業保健の指導医に就業措置意見書を書いても

らい、とにかくなんとか乗り切った2カ月でした。当時の小児科の先生方や両指導医には今でも申し訳なさがあります。

柏木 医師を呼んでいるからと初期研修医が行くと、「主治医じゃないの？」と患者家族に白い目で見られるけれど、出過ぎないようにと気を遣って行かなければ行かないで、白い目で見られる。初期研修医のダブルバインド（2つの矛盾したメッセージが発せられることで、相手の精神にストレスがかかるコミュニケーションの状態）ですね。

鈴木 そうなんですよ、ダブルバインド。初期研修医が一番難しいゲームだと思います。3年目からの方が、裁量も増えるし、自分が選択した領域だし、ある意味簡単になりますね。
　そんなわけで、小児科研修での評価は良くなかったでしょう。ただ、そんな中でも小児科の教科書はたくさん買っていました（164ページ参照）。

柏木 合わない診療科との付き合い方というのは考えた方がいいですね。私の場合、手術が合わなくて……。脳外科とかって手術時間が長いから、救急外来から脳出血の患者がいると連絡があると、「頼む！オペ適応のない脳出血であってくれ！」って祈っていましたね。とはいえ、「内科志望なのに外科も頑張っているよね」と評価されたい気持ちもあり、自分との闘いでした。
　あとは、麻酔科をローテしているときに感染症の本を読んでいたら、「麻酔科ローテ中くらい麻酔の勉強をしたら？」とかチクチク

言われましたね。もちろん、その先生は本当に熱心に指導してくれたので、申し訳ない気持ちは今でもありますが。

鈴木 僕は自他ともに認める不器用なので、外科は迎えるのが怖かったですね。選択した整形外科研修は、ほとんど話術で乗り切りました（笑）。整形外科の指導医が、若手の先生にとにかく厳しく怖い先生だったんですが、僕のプレゼンやジョークで腹を抱えて笑ってくれるので、下の先生方がありがたがってくれて、色々とサポートしていただきました。

　柏木先生は、いわゆる人気研修病院である飯塚病院に、初期研修からずっといらっしゃるわけですが、どうやって研修先を選んだのでしょうか。

柏木 私が飯塚病院で初期研修をすることになったきっかけは、部活の先輩に勧められるまま見学に行ったことです。それまでそんなに勉強もせず、初期研修先もすごく調べたりしたわけではないのですが、飯塚病院の総合診療科で見たカンファレンスがとても良くて、自分もこんなところで働きたいと思って決めました。研修希望も、飯塚病院と自大学にしか出していません。

　私が初期研修医になったころは、海外で感染症の勉強をしてきた先生方が次々に本を出版し始めた頃でした。その姿に憧れ、私も米国で感染症の勉強をしたいなという希望を持っていました。初期研修は、質と量、どちらが大事かという議論がときどきありますが、私は量を高めれば質も高まるという考えを持っています。

鈴木 僕も同感ですね。量は質を凌駕する。

柏木 ただ、適切に指導してくれる人がいなければ量をこなしても意味がないので、良い指導医がいる環境で量をこなそうと決め、ハードワークする研修医になりました。

　私が研修医だった頃の飯塚病院は、指導医と一緒に救急外来を診る期間が半年くらいあって、それ以降は指導医がずっと付いていてくれるわけではなくなるのですが、1年目が終わる頃に、またフィードバックを受けたいと思うようになりました。

　そこで、指導を受けたい医師が救急にいるときに私も無給で入れてもらい、患者が少ない時間帯は最初の頃のように私の対応を指導医に後ろで見てもらってフィードバックしてくれるようお願いして、ひたすらやりました。

鈴木 柏木先生は、環境依存性が低いタイプなんでしょうか。環境依存性の低い人は、自分で課題を見いだせるんですよね。

柏木 自分が学びたいタイミングで、学びたいことを学ぶタイプですね。考えてみると、私のストレス対処法が「学び」なんだと思います。世の中の理不尽さとか、努力してもうまくいかないことがあったりして怒りを感じると、学びたくなるんです。例えば、「この患者は家に帰りたがっているのに、なぜ帰れないんだ！」と思ったら、関連本を何冊も買ったり、詳しい人に話を聞きに行ったりして勉強します。その延長で、社会福祉士（SW）の資格も取得しました。

　あと、学び方を自分好みにカスタマイズするのが好きです。SW

の資格を取るには、指導者資格を有するSWが所属する施設で一定時間以上の福祉実習をしなければいけないのですが、医師である私が行くと相手もやりづらくて迷惑になる可能性があります。そこで、飯塚病院を実習先として、自分が入院を担当する患者に福祉的な視点でアセスメントし、その上で指導者からフィードバックを受ける形にさせてもらいました。また、社会福祉協議会やよく連携をしている精神科病院にアポを取って、見学と併せて先方の担当者にインタビューをするという実習をしました。このように、自分が学びたいと思うことを学びたいと思う形にカスタマイズするのが好きなんですね。

　MBA（経営学修士）はビジネススクールに行って取りました。学費を払って学校に通うという学習方法は、仲間がいるからつらくても続けられるという点と、締め切りに追われるという点で良いと思っています。いつかやりたい大事なことを、今この瞬間にコツコツと頑張るというのは、本当に努力できる人にしかできないと思うのですが、学校に通えば強制力をもって取り組めますので。

鈴木　そこは僕と反対ですね。まず、大学の授業は本当によくサボっていたし、そもそも教育という枠組みが自分には向いていないと思っています。医局に入ってから大学院には行かされましたが、うちの医局は本当に自由な雰囲気で、研究テーマなども固定されていたわけではないので、楽しめました。

柏木　私も学生時代はそんなに一生懸命勉強する方ではなかったんですが、年々真面目に話を聞くようになりました。自分が価値を感

じている話しか聞かないから、ということもありますね。社会人になると、忙しい中、価値を感じていない話を聞きに行くことはありませんし。

　私がSWを取得したり、医療分野以外の学びに取り組む理由は、初期研修2年目の総合診療研修がきっかけでした。総合診療科で私が診ていた患者さんは最大18人でした。朝に一度回診をして、上の先生に報告をしてから一緒に回って、午後にもう一度回診をして終わるのですが、18人の患者さんを回るには朝5時に起きなければ間に合いませんでした。

　ものすごく頑張っていたのですが、あるとき「こんなに頑張っているのに、患者さんがあんまり退院していかない」ということに気がつきました。悪化しているわけでもないんですが、退院というゴールにたどり着く患者さんも少なかったのです。そこで、自分がそれまで「病気を治療して良くする」ということにしか目が向いていなかった、つまりソーシャルワークの視点が抜けていたことに気がつきました。

　そこで、次に回った呼吸器内科では、その反省を生かそうと、がんがん退院させました。熱が下がったらすぐに家族に電話して退院させていました。「家庭の事情で、もう少し入院させられませんか?」とか言われても、「規則なんで」みたいな感じでどんどん退院させていると、上の先生からは「さばくねえ」と高評価で、自分も総合診療科のときにできなかったことをできている、と思いました。

鈴木　なるほど。

医療におけるコミュニケーションの重要性

柏木 ただ、退院させたときに患者家族が何か言いたげな顔をしていたり、自分自身が良いことをしている実感が全くなかったんです。

　その課題は、次の救急科をローテしたときにヒントが見えました。患者の中には、ちょっと頭を打ってしまって心配だから救急外来に来た、という、明らかに軽症そうな人がいますよね。一応検査しますが、やはり問題がないので「問題ありません、帰って大丈夫ですよ」とお伝えすると、「本当に大丈夫なんですか？入院させてほしいんですが」と押し問答になることがあります。

　そこで、検査前に患者家族に見通しを伝えることにしました。来院した患者さんや家族に対し、まず「心配でしたね、恐らく問題ないと思いますが、念のため検査をしますね」とお伝えしてから検査をして結果を伝えるようにしてみると、押し問答が発生せず、とてもスムーズになることが分かったのです。同じ医療を受けても、プロセスやコミュニケーションの取り方によって患者さんや家族の感じ方はまるで変わるということを確信しました。こういうことって、意外と上級医が教えてくれないんですよね。

鈴木 それってまさにヘルスコミュニケーションですよね。初期研修の後半でそのコミュニケーションに気づくのは、とても早いですね。

柏木 それに気づいたきっかけも「怒り」でした。自分はこんなに

頑張っているのに、何で分かってくれないんだ！というところから、いろいろ考えて動いた結果です。

鈴木　なるほど。診療の終わりが悪いと患者や家族の印象も悪いし、自分の後味も悪い。最後の合意形成が実は患者さんを満足させる上で最も重要なんだけど、一番抜けている部分ですよね。この合意形成の重要さって、臨床医学で学ぶ機会ってあるんでしょうか？

柏木　もうこれは、現状の医学業界ではセンスの問題になってしまっています。分かる人は教えられなくても分かるし、分からない人はずっと分からないまま。系統的な教育はないので。

鈴木　これ、恋愛でいうモテるかモテないかみたいな問題に似ているかもしれませんね。ある尊敬する精神科医から、「モテる医者になれ」と言われたことを思い出しました。

柏木　モテないヤツは、徹底的に異性に嫌がられることとか、モテないことばっかりしてしまうという。

鈴木　そうですね。まあセンスがある人が明らかに有利でしょうが、量をこなせば変わる可能性はありますよね。量は質を凌駕するという話はさっきもありました。ただ、その後の反省も必要ですね。自戒を込めて言えば、もう自分は合意形成ができていると思ってしまうと、その後は気づけなくなってしまうので。

柏木　私、反省は得意ですね。ストレス対処法を「勉強」にしている良い点は、内省できるところなんですよ。

鈴木　筋トレマニアみたいに、「これをやったらここに良い筋肉がついてきたな」みたいなことですかね（笑）。

「学び」と「モチベーション」と「お金」

鈴木　ちなみに、柏木先生は、学生の頃から勉強がストレス対処法だったんですか？

柏木　勉強という対処法を身につけたのは、医学部の6年生から初期研修医にかけて、です。勉強すると、仲間もできるし楽しいな、と思うようになったんですね。
　本来の自分は、自己の認知のあり方をさらに認知する「メタ認知」ができないタイプで、逃避的でした。先々のことはよく分からないけれど、今楽しいことをやっておこうという考え方でしたね。例えば、大学のときに入っていたサッカー部で、人間関係が悪化したことがありました。自分は意見があったんですが特に自己主張することもなく、あいつとは意見が合わないな、みたいな感じで賛成反対の表明もせずにすっと距離を置く、というようなヤツでした。そして突然、火山のように怒りを噴火させる。周囲から見たら、扱いにくいというか、面倒くさいやつですよね。
　そもそも、怒りを勉強にぶつけるという対処法も、もともとは逃

避的な考えから生まれたものです。私は研修医2年目の最後、3月に結婚したんですが、現在の妻、つまり当時の恋人から結婚の話を出されたとき、私としては何も考えていなくて青天の霹靂だったもので、完全に逃避モードになって、めちゃくちゃ勉強しました。結納に至るところの記憶もないですから。今振り返ると、勉強を言い訳に逃避していたのだなあと反省しています。

鈴木 柏木先生のお話を聞いていて励まされるのは、逃避的でメタ認知できないキャラが、勉強によって合意形成の重要さに気づき、習得していくというところですよね。

柏木 自分がその方法を知らなかったために損をする、っていうのが嫌いだということもあります。例えば、研修医のよくある悩みで「同期のAはもうこの手技をさせてもらったのに」と嫉妬する、というものがあります。そんなとき、私は「他人と比べるのではなく、昨日の自分と比べてできるようになったことを考えようね」とか言うんですが、そんなの自己啓発本の1ページ目に書いてあることですよ。そんなことも知らずに苦しい思いをしているのはもったいないなと思います。

鈴木 柏木先生もそうですけど、多少欠落がある分野の方がうまくいくという考え方もありますよね。伝説的プロゲーマーの梅原大吾が、「苦手なことで、かつ好きなことは最高の組み合わせになり得る」と言っていました。優秀で、どれもなんとなくこなせちゃう人っているじゃないですか。攻略本を片手に、最短ルートでスッと攻略で

きてしまうような。でも、欠落がある人は自ら悩んだり失敗したりして、いろんなルートが書かれた地図を独自に作っていくんですよね。つまり、「苦手」や「オンチ」であるがゆえに、一つひとつを自分なりの仮説と検証に落とし込まないと前に進めないのです。

　僕も「人生ライフ向上」なんて書いてますけど、学生時代から相当悩んだ方なので、後者のタイプです。他人が作った攻略本だけに頼っていると、答え通りに結果が出るうちはいいんだけど、職業人生でもプライベートでもそれでは攻略できない壁にぶち当たることがあります。そういうときに、遠回りでもゼロから自分で考えて、自分なりの言葉に落とし込める人の方が、考える力が養われていて、むしろしなやかに乗り越えていけるんですよね。

柏木　私は「なんでこうなっているのか」とか考えるのが好きですね。例えば、病院の事務担当者に、なぜ今の人事体系をこのような形にしているのか、背景にある法的な話や組織として人事制度に込めた思いなどを聞いた時に、スラスラと答えてくれないと「え、考えてないの？」と、ちょっとイライラしちゃいます。

鈴木　そもそも論が好きなんですね。僕も好きです。
　ちなみに人事体系の話が出ましたが、初期研修先を選ぶ上で、給与とか待遇面をどのくらい重視されましたか？

柏木　給与は一応調べましたが、あんまり気にはしなかったですね。初期研修医になる人は、数万円の初任給の違いを気にするよりも、自分の価値を上げることに集中した方がいいと思います。自分は間

違いなく値が上がる株みたいなものと考えて、後の価値を上げることを優先した方が、最終的に得られるものは大きくなります。

　それから、私は後輩に「報酬ポリシー」について話すようにしています。私の管理している緩和ケア科で一生懸命働いた場合、その人が得られる報酬全体のうち、人の内面から湧き上がるモチベーションである内発的動機に関連する報酬が70％くらいになるようにしたいと話しています。具体的には、働きやすさや休暇が取れるかどうかといったことです。一方、外からの影響を受けて起こるモチベーション、例えば金銭的報酬などの外発的動機付けは30％程度になるように考えています。もちろん金銭的報酬も大切なのですが、前述のようなモチベーションの源泉のバランスを持った人が、我々が求める人材像だと考えています。医療分野で健全なモチベーションを保つには、内発的動機付けを圧倒的に高める必要があります。

鈴木　医師は、外発的動機付けにこだわりすぎる人が少なくないように思います。そもそも医師免許さえあれば食べていけるんだから、本当はそんなにこだわる必要はないはずです。

　産業医大病院は、給与がそんなに高くない、市中病院と比べると、はっきり言ってだいぶ安かったと思います。でも産業医大で学ぶことって、自分にとってはとても価値があると分かっていたので、気にしませんでした。

　そもそも、「ハーズバーグの動機付け・衛生理論」にもあるように金銭は満足要因にはならず、不満足要因にしかならないんですよね。つまり、お金があれば不満はなくなるかもしれないけれど、満足はできないわけです。

さらに困ったことに、自分が好きでやっていたことも、お金がちらつくと途端に楽しめなくなったり、苦痛に感じたりすることがあります。面白い寓話として、毎日家の前でうるさく話す子どもたちを追い払ったおじいさんの話があります。おじいさんは、まず子どもたちに「家の前で話をしてくれたら、これから毎回1ドルあげる」と言うんです。子どもたちは、ただその家の前で話していただけなのに、お金までもらえるんですから、大喜びです。しかし翌週、おじいさんは「ごめんね、今日からは15セントにするよ」と言います。子どもたちは明らかに不満げですが、続けます。さらにその翌週、おじいさんが「ごめんね、今日から1セントしかあげられないんだ」と言うと、子どもたちは「1セントなんてバカにしてるもうこんなところで話をしてやるもんか」と怒って、おじいさんの家の前で話すのをやめてしまうというお話です。

　翻って、これを医師が研修先や勤務先を選ぶ際に当てはめて考えてみると、金銭的報酬を中心軸として考えてしまうことで、医療そのものが楽しめなくなってしまうのではないかな、と思うんです。

燃え尽きずに、不確実時代を生きる

鈴木　医師の仕事に疲れてしまう、医師の燃え尽き症候群はたびたび話題になりますが、柏木先生の周囲ではそういうケースがありましたか？

柏木　直接の部下ではまだ経験がないですね。緩和ケア科の医師は

燃え尽き症候群が多いという話を聞いたこともあるため、部下の表情とか、遅刻がないかといったことを気をつけて見てはいます。もちろん、直接的な部下ではない短期研修者も、良いコンディションで学んでほしいので注意はしていますが。例えば、実務量を調整するため、終わり時間を決めて、自分だけは大丈夫です、まだ働けますという主張は認めないことにしています。

鈴木 当初から全員一律に時間などの客観的で、定量的な基準で区切るのが一番いいですね。メンタルヘルス不調者が出てから、その人だけに時間的配慮を行おうとすると、当人にはいらぬスティグマを与えてしまい、その他の同僚にはあらぬ不平等感を抱かせることにもなりかねません。

柏木 6時に終わるように働けというのは、あんまり働くなとか、楽をしろという意味ではありません。ちゃんと目的を持ってスキルアップするように、ということです。6時に終わるには、ちゃんと時間内に終わるよう、工夫する必要があります。11時までかけて仕事をして文句を言う方が楽なんです。

　もっとやりたいことがあるなら6時以降は勉強の時間に充てればいいし、家族との団らんの時間に充ててもいいし、翌日もしっかり力を発揮できるよう、働き方を工夫してもいいと言っています。特に、私がキャリアを支援する対象は、20代後半から30代前半の、医師としてはまだまだ駆け出しの人が多いので。彼らに「今、必要な勉強」と「これから必要となることの勉強」をできる環境を整えることは重要と考えています。

鈴木 本当にそうですね。ただ、20歳代は時間も体力もあるし、家庭を持つ人も少ないから、職場に浸かっていた方が楽だという人もいます。仕事を早く切り上げさせると、苦痛になってしまうこともあると思います。

　時間も体力もあるので、研修医は全部良い成績を収めようと考えます。一方、現実的には全分野100点は取れないということを知っておく必要があります。自分の向き不向きを考えて、自分が120点で世に出せる分野を見つけられたら、後は周囲にアウトソースする。これが覚えられるととても楽だし、成果も上がるんですが、気づくのが難しいんですよね。

柏木 世の中の人は、そういう取捨選択をしていることを、研修医は意外と知らないんですよね。30歳近くにもなって苦手なことって、もう向いていないとしか考えられない。向いていないことについては、迷惑をかけない程度にこなしておけばいいとアドバイスしています。

鈴木 今は、今日の正解が明日は正解ではなくなるという不確実な時代です。それなのに、真面目な研修医たちは、答えがあるという前提で探しています。

柏木 緩和ケアって、基本的に答えがない、納得構築プロセスなんです。全員が納得したら素晴らしいけれど、圧倒的に納得感がないという人を出さないことのほうが大切です。医師が「自分はできる

治療をやった。後悔はない」と言っている傍らで、看護師が「これって本人の意向に沿った医療だったのだろうか？」と思い悩んでいる光景は、緩和ケアとしての質や生み出した価値としては低いと考えています。存在しない正解を、医学的側面という限定的な側面からのみ探すと迷子になりますね。

鈴木 メタ認知ができないと、そもそも存在しない正解を探していることにいつまでも気づけず、迷子になっていることにも気づかないんですよね。

柏木 そうですね。多面的に捉えるには、自分の傾向や価値観を知り、自分以外の視点を取り入れて、多様な価値観があることを知って振り返るのが大事だよ、と研修医には話しています。

鈴木 医師は、ほとんどが王道のプロセスで競争を勝ち抜いてきた人たちです。それが、大学受験でも医師国家試験でも通用してきて、医学部キャンパス内では評価されます。ひっくり返せば、自分から王道外の価値観に飛び込む経験がないまま大人になってしまいやすい構造です。人は何歳からでも変わることができるという理想論もありますが、現実的には若ければ若いほうがいい。一つの目安として、35歳くらいまでに王道以外にもさまざまな価値観、労働観を併せ持っていると、とても楽に生きていけると思いますし、仕事上のマネジメントにも生かせると思います。

　ここからは少し、これからの生き方、働き方のお話や、これからを生きる研修医の先生向けのアドバイスが聞ければと思います。この時代の不確実性に耐えるには、いわば「人・金・モノ・知恵」と

いったリソースの確保と、健康の確保が大事です。医師は前者が充実しているはずなんですが、なぜ苦しむ人が多いんでしょう。

柏木　武勇伝系の話が多いのも問題ですね。

鈴木　それね。みんな話、盛ってますからね（笑）。

柏木　そうなんですよ、みんな盛って話してるって分かった上で読めばいいけど、真に受けちゃうからギャップに苦しむんですよね。

鈴木　本当にそうですね。本人を知る周囲に聞いたら、どうせ「あいつ？そんなにやってないって！」って言うはずですよ。医学書も、その人が 120 点を取れる領域が書籍化されているから、そこを平均値として目指すとギャップを感じてつらくなってしまうけれど、「この人、家庭は崩壊してるんだろうな」とか「CV すらできないんだろうな」とか、できないところにも目を向けないと（笑）。

　ある 1 日だけ、ある患者さんにだけは 120 点が取れるけれど、他の日は 40 点を取ってしまう人より、日々コンスタントに 60 点以上の仕事をし続ける人の方が素晴らしいんだけど、医学生や初期研修医はなかなかそれが見えないんですよね。

柏木　患者背景などの条件によらず、大事件を起こさずに診療を続けるってすごいことなんですよね。

鈴木　書籍や講演はいくらでも盛れるけど、毎日の臨床はごまかしが利きません。研修医の先生には瞬間最大風速の 100 点を目指すのではなく、毎日 60 点を下回らない仕事を目指してほしいとアド

バイスしますし、そういった地道な医療が評価される社会になるといいなあと思います。

柏木 当科では、初期研修医に対して「先生自身も貴重な社会資源なんだから、ちゃんと医療を続けられるようにコントロールしてほしい」と伝えています。

鈴木 自分は社会の電気とか水道と同じ、インフラなんだ、ということを理解してほしいですね。10年、20年、ちゃんと飲める水を提供し続けるのが大事なんです。

柏木 かつ、絶対に毒を流してはいけない、ということですね。
　私からのアドバイスとしては、メタ認知ができるようになってほしいということです。メタ認知して、自分のキャパシティーを理解してほしいです。また、このキャパシティーを広げるための振り返りを促してあげることが、指導医の重要な要素になると思っています。

鈴木 あとは、自己メンテナンスをすることですね。まずは寝ることです。

柏木 睡眠は本当に大事ですね。

鈴木 睡眠を確保した上で何をするかですが、自己相対化するのが重要ですね。これはメタ認知ができるようになることにもつながるのですが、今の自分の世界と行動にはまりすぎて苦しんでいる人は、その世界からいったん目を離させてあげることが大事です。

例えば、3日休んで旅をしたり、漫画や映画などのコンテンツを消費するとか。病院から物理的に離れて、自分がいなくても世界が回ることを認識すること。あとはいつもの自分の世界とは違う、コンテンツの世界に浸ってみること。そういう体験を通して、自分の相対化ができる。「自分たちがやっていることはとても大事なこと。その一方で、ちっぽけなことでもある」という認識を肯定的に解釈できることが大事だと思います。

柏木　当院の緩和ケア科は、メンバーが増えてきて、お互いにカバーができる組織になってからですが、5日連続の休暇を年に2回は取る決まりにしました。休む時期があった方がいいことと、普段のスケジュールではできないインプットをしたり、家族や友人との関係ケアをする時間に充てるように言っています。そのため、「自分は休暇いりません」は禁止です。

鈴木　素晴らしいですね。本書でも休養の重要性を書いていますが（233ページ参照）、病院内の世界に没入すると、「休めと言われても、何をしていいか分からない」なんて相談を受けることもあります。
　その時に僕がするシンプルなアドバイスは、「とにかく病院から離れる方向に動くこと」「とにかく、動き続けること」です。
　大前研一の言葉ではないですが、自分を変える一番ダイナミックな方法が環境を変えることです。病院の外を動いて、動いて、動き続けることで、自分の価値観も広がりますし、自己相対化せざるを得ないから、おのずとメタ認知力も高まるのではないでしょうか。変化の大きい時代は、価値観が固定しないように、メタ認知力が落ちないように、「とにかく動き続ける」というのは一見素朴ですが、とても大事な気がします。

おわりに

　職場のメンタルヘルスに関して専門家が書籍を出版する際は、非常に、非常に気を遣います。法令順守やコンプライアンス、ポリティカル・コレクトネスが重視される昨今ですから、表現に留意しなければなりません。自らの職業上の信頼を失うことがないように、そして、様々な立場や、様々なリテラシーを持つ読者を想定して、誤読されたりすることのないよう、細心の注意を払います。

　しかしながらその配慮により、本来最も読者が求めているであろう「実際性」が失われてしまった感は否めません。つまり、専門家の書籍は、「表向きは正しいことには間違いない」し、「理論的にも、学術的にも誰の目からみてもケチをつけようがない」内容です。その一方で、「個人の、今ここの問題を実際どうするか」という根本的課題を置き去りにしてしまったのではないでしょうか。つまり、良識ある専門家の良識にあふれた書籍ほど、現場の課題解決に届きにくいというジレンマがありました。私自身は、そのような良識ある先達とはほど遠い人間ですが、そんな私ですら悩んでいました。正直な思いを書けばグレーゾーンに踏み込まなければならない。半分の読者を救うことになれど、半分の読者を傷つけることになりかねないジレンマです。

　ですが、品のない私はこのグレーゾーンに飛び込むことを決意しました。つまり、理論的で複雑で精緻なメンタルヘルス対応ではなく、普段私が面談室で、労働者と話しているような「実際性」と「個別性」と「即席性」にこだわりました。

　ご承知の通り、職場は全てが整った美しい世界ではありません。

残念ながら、差別や法規無視がまかり通っています。サッカーに例えるならば、教材ビデオで再生されるような、美しいドリブルシュートを見ることはありません。実際には穴ぼこだらけのフィールドで、反則すれすれで体をぶつけながら、敵味方から怒声が飛び交い、時には審判をだましたり揉めたりしながら、とにかくゴールにボールを捻じ込む技芸が求められます。

　私はこれまでのべ4000件以上の職場のメンタルヘルス対応をしてきました。なかには、「コンプライアンス室長からパワハラを受けている」という相談を受けたこともあります。職場内自殺のポストベンション（事後対応）を実施しようとすれば、一部の幹部から「余計なことをするな」という圧力を明に暗に受けたこともありました。日本の労働環境は労働法規よりも、現場の空気やメンバーシップが優先されがちです。それゆえ、空気を過敏に察知し、自己犠牲的な精神を持つ善良な労働者ほど心身の健康を害してしまいます。その典型像が、過重労働と医師としての空気とメンバーシップの察知に苦しむ初期臨床研修医です。
　善良な彼ら彼女らが、必ずしも善良ではない社会のなかで疲弊せず生き残るためのメンタルヘルス対策を日々考えるようになりました。
　本書において留意したのは、研修医の先生方にとって、メンタルヘルスやストレスを学ぶことは人生の主題ではないということです。彼ら彼女らは、日々人生を懸ける価値がある「臨床」という名

の戦場で自我と体力を消耗しますし、そうあるべきでしょう。その中で、できるだけ彼ら彼女らを癒やせるような、くすっと笑って、同僚との話の種になって、明日からまた戦場で元気に活躍できるような内容を心がけました。

　学校から帰ってきた子どもたちのおやつに、「栄養があるから」といって生野菜サラダを提供したら、子どもたちは喜んで食べるでしょうか。恐らく、一口も口にせず残してしまうか、あるいは親の前では怒られないように食べたフリをして、後でこっそり捨てるでしょう。研修医向けのメンタルヘルス教養や関連書籍も、ともすると「生野菜サラダ」のような、「親や教師の自己満足」になってしまいがちです。一部の研修医からは、「メンタルヘルス教養＝つまらないし役立たない」、「ただでさえ忙しいのに、時間の無駄」という、拒絶反応に近い声も聴きました。

　そこで私なりに、研修医にとっての価値あるメンタルヘルス教養とは何かを徹底的に考えました。ハンバーグの中に野菜を練り込むように、いかに栄養を強調せずにおいしく食べてもらうか。上品で手の込んだものでなく、いかにキャッチーで即席なものにするか。研修中のひそかな楽しみとして、ただ読むだけで楽しめるものにしながら、一方で、本書を入り口により多くのことを学びたい人のために、ところどころ専門用語をちりばめました。

　内容の精緻さよりも、「明日から実際に使える」ことと、「肩肘張らず読める楽しさ」を追求して、書きました。そのため、ところど

ころに眉をひそめたくなるような表現が見られると思います。なにとぞ本書の趣旨をご理解いただき、皆さまのご寛恕を切に望む次第です。

　本書の作成に当たって、本当に多くの方にお力添えをいただきました。人気漫画家の小田原ドラゴン先生には、突然の申し出でありながら素敵な表紙、イラストを描いていただきました。自著に先生のイラストを使わせていただいたことは、ファンの一人としてとても感慨深いです。お忙しい中本当にありがとうございました。

　また、対談を快く引き受けてくださった柏木秀行先生に心から感謝申し上げます。先生のおかげで私自身も医師としての職業観やセルフケア、ラインケアについて一段高く具体的に捉えられたように思います。今後ともご指導のほどよろしくお願いします。

　研修医のＡ子先生、Ｂ男先生には初期研修に関するリアリティーあふれるお話をしていただきました。先生方の今後のご活躍を心より祈念いたします。

　本書は連載中のコラムも担当いただいている増谷彩さんの企画から始まりました。私のクラッシャー上級医ばりのダブルスタンダードや、細かい要求に対して熱意を失うことなく出版までこぎつかせてくださったことに最大の敬意と感謝を表します。

　そして、本書をここまで読んでくださった研修医のあなた、ありがとう。ぜひ健康を大事にしながら、長く、善く、あなたらしい人生ライフを歩んでください！

　おつかれさまでした。

鈴木　瞬

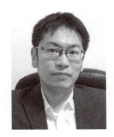

鈴木 瞬（すずき・しゅん）
豊後荘病院精神科／SNC産業医事務所代表

高知大学卒、筑波大学大学院修了。博士（医学）、社会医学系専門医。産業医大で研修後、筑波大産業精神医学に入局。首都圏での精神科診療、産業医実務を経て2014年にSNC産業医事務所を開業。15年から医療法人新生会豊後荘病院精神科、16年から同院ストレスケア・アルコール病棟長を併任。専門は実際性のあるメンタルヘルス、健康生成論、アルコール健康障害対応など。共著書に、「くすりにたよらない精神医学［現場編］」（2017年、日本評論社）他、DVDに「無敵の研修医ストレスマネジメント」（2017年、ケアネット）がある。

研修医のための
人生ライフ向上塾！

2019年3月25日　第1版第1刷発行

著　　者	鈴木 瞬	
発 行 者	倉沢正樹	
発　　行	日経BP社	
発　　売	日経BPマーケティング	
	〒105-8308	
	東京都港区虎ノ門4-3-12	
装丁・制作	佐藤穣太（ステンスキ）	
イラスト	小田原ドラゴン	
印刷・製本	大日本印刷	

© Shun Suzuki 2019　Printed in Japan

ISBN978-4-296-10216-7

本書の無断複写・複製（コピーなど）は、著作権法上の例外を除き、禁じられています。購入者以外の第三者による電子データ化および電子書籍化は、私的使用を含め一切認められていません。

本書籍に関するお問い合わせ、ご連絡は下記にて承ります。
https://nkbp.jp/booksQA